中医古籍珍本集成

◎本书出版得到国家古籍整理出版专项经费资助

◎『十一五』、『十二五』国家重点图书出版规划

◎教育部、科技部、国家中医药管理局重点立项

总策划○王国强
总主编○周仲瑛 于文明
常务副总主编○王旭东

中医古籍珍本集成

（伤寒金匮卷）

伤寒论后条辨（下）

主　编○蔡永敏 徐江雁 魏小萌
执行主编○程　新 王旭光 毛秉豫 宋建平 张晓利
编　者○（按汉语拼音排序）
陈　建 程　新 付笑萍 贾成祥 赖谦凯 李　玲 梁润英 林　楠 刘景超 刘　霖 吕翠霞
马作峰 牛宝生 彭青鹤 秦恩甲 宋建平 孙大鹏 王　琳 王旭东 吴修符 谢忠礼 叶　磊
尹笑丹 张大明 张　瑞 张晓利 张晓艳 张秀传 张薛光 张　影 周鸿飞 周　利

湖南科学技术出版社
岳麓书社

《中医古籍珍本集成》编辑小组

组织单位○国家中医药管理局

总策划○王国强

编写单位

主编单位○南京中医药大学

编纂单位○（按汉语拼音排序）

安徽中医药大学　北京中医药大学　福建中医药大学　河南中医学院　湖南中医药大学

江西中医药大学　南阳理工学院　山东中医药大学　上海中医药大学　浙江中医药大学

顾问委员会

总顾问○裘沛然　张灿玾　马继兴　余瀛鳌　宋立人　钱超尘　王洪图

分卷顾问（按汉语拼音排序）

杜　建　段逸山　干祖望　刘道清　彭怀仁　施　杞　唐汉均　田代华

王霞芳　吴贻谷　许敬生　张奇文

指导委员会

主　任○（按汉语拼音排序）高思华　苏钢强　吴勉华

副主任○（按汉语拼音排序）

范永升　李　昱　李灿东　王新陆　夏祖昌　谢建群　杨龙会　左铮云

傷寒論後條辨御集目錄

傷寒論後條辨

傷寒論後條辯卷之六 一名直解

新安程應旄郊倩條註

男 廷瑚展夏
　 廷璉殷玉 挍

辯太陽病脉證篇第三

傷寒之名統言之耳天令有寒暄之不齊受於人遂有寒溫之不一寒溫二氣之乘人皆必挾有風邪腠理無風則不入也此風爲邪風與風傷衛之虛風不同邪風猶云邪氣也風之爲溫亦與冬傷於寒至春發爲溫病之溫不同彼則發之於内故

不惡寒此溫挾表而入兼見惡寒即不惡寒亦微惡風若寒自寒溫自溫各行其道寒之閉藏者遂其閉藏之性溫之疏泄者遂其疏泄之性自無爭證何難處治唯二氣有交錯之時則陰外閉而陽內鬱煩躁自此生矣原其煩躁皆因汗不出而其汗不出皆因寒邪外壅而閉熱於經此證非汗不可而此證又非桂枝麻黃二湯之可汗故不得不另剔出其脉與證以定主治之法此大青龍湯之所由設也見此病非此法不治而此法又不可誤

百九六

及他病之似是而非者故立法關防層層洗剥欲人從煩躁渴熱處辯及眞假辯及虛實則以之治寒熱交錯之病不難以之治寒熱不交錯之病益無難矣太陽一經虛實互因寒溫異氣合前篇條而讀之標本了然方可以之治傷寒也

太陽中風脉浮緊發熱惡寒身疼痛不汗出而煩躁者大青龍湯主之若脉微弱汗出惡風者不可服服之則厥逆筋惕肉瞤此爲逆也以眞武湯救之

煩躁非中風之證而曰太陽中風者溫得風而從

不汗出而煩躁總是陽氣拂鬱不得越之故。

陽熱化氣在衛分即爲邪風也若云傷風見寒則論中所云風則傷衛寒則傷營營衛俱傷骨節煩疼當發其汗者何以祇言骨節煩疼而已陽邪在衛而脉則浮緊證則發熱惡寒身疼痛不汗出而煩躁明是陰寒在表欝住陽熱之氣在經而生煩熱熱則併擾其陰而作躁也煩躁須汗出而解汗劑無如麻黄湯然而辛熱之性散寒雖有餘而壯熱則愈甚一用之而斑黄狂悶之證隨汗勢而燎原奈何故加石膏於麻黄湯中名曰大青龍湯使

辛熱之劑變爲辛凉則寒得麻黃湯之辛熱而外出熱得石膏之甘寒而內解龍升雨降鬱熱頓除矣然此湯非爲煩躁設爲不汗出之煩躁設若脉微弱汗出惡風者雖有煩躁證乃少陰亡陽之象全非汗不出而鬱蒸者比誤服之遂有厥逆筋惕肉瞤之變故復立眞武一湯救之特爲大青龍湯對峙見一則救不汗出之煩躁興雲致雨爲陽亢者設一則救汗不收之煩躁爆土制水爲陰盛者設煩躁一證陰陽互關不可不辯及毫釐也

形作傷寒其脈不弦緊而弱弱者必渴被火者必讝語弱者發熱脈浮解之當汗出愈

由前條觀之大青龍不可誤加於脈微弱汗出惡風證明矣然證與脈之間不細細剔明又或有當用大青龍湯而不敢用之以致當機失事者如其人形作傷寒凡前條中發熱惡寒身疼痛不汗出之證備具但其脈較之前條不弦緊而弱不弦緊卽弱字注脚一反一順非兩層言脈浮則同但不弦緊耳明是指陽浮而陰弱之緩脈也傷寒而見

此條與桂枝二越婢一條同有弱脉只從不弦緊與微字分汗劑之輕重

風脉熱傷氣也則亦同屬寒邪外壅而欝熱於經之病自應同屬大青龍之治所可孤疑者前條有脉微弱不可發汗之戒耳不知不難辯也前條之弱曰微弱微者陰脉也此之弱不弦緊之弱仍陽脉也陰脉之弱不必渴此之弱者則必渴渴即上條煩躁之互文但稍有微甚不同耳陰脉之弱煩躁而不渴自可溫此之弱即不煩躁亦必渴不可溫被火者必讝語其驗也陰脉之弱亦令人形作傷寒却不發熱此之弱則發熱所以然者陰脉之

弱者微此之弱者脉浮故也解之當汗出愈以大青龍湯有石膏滌熱故云解之復有麻黃湯發汗故云當汗出愈前條出方此條出治亦互文也亦以見大青龍之爲解劑而不同桂枝麻黃之汗劑也或曰此條仲景既未明言從前又無人指出子何所據而强作解事余曰只據本文云解之當汗出愈必非不用表藥可知條中形作傷寒豈非麻黃湯證乎而脉弱可用麻黃湯否脉不弦緊而弱豈非桂枝脉乎而形作傷寒可用桂枝湯否無巳

則桂枝麻黄各半湯爲宜矣而條中有一渴字可
純用桂麻辛熱之品以重奪其津液否况弱脉不
渴者多矣而於渴上着一必字渴證可用辛熱發
散者唯小青龍湯中有之然已先標一語曰心下
有水氣故一條則曰或渴一條則曰發熱不渴服
湯已渴者此寒去欲解也明其爲水氣作渴與煩
熱之渴無干故辛熱可愈耳若此條之必渴者卽
不欲用大青龍舍大青龍其誰歸哉傷寒論一書
仲景立言定法多在無字句處而令人徒索之於

百九八

字句之中卽在字句中者又不善索其字句固知傷寒論一書死於斷章詁義之手者多矣

太陽病脉浮緊無汗發熱身疼痛八九日不解表證仍在此當發其汗服藥已微除其人發煩目瞑劇者必衄衄乃解所以然者陽氣重故也麻黃湯主之

用大青龍湯以治寒溫合病如前條之層層洗剝當不至於當機失事矣而當機失事又往往有在洗剝之外者如得太陽病其人已受陽邪在衛矣而脉則浮緊證則無汗發熱身疼痛亦純是陰寒

之邪閉固在表胡爲不生煩躁以其人不惡寒陰邪固淺陰邪淺則陽邪不甚鬱遏故不生煩躁迨八九日不解表證仍在此則陰邪之閉固者當解不解自致陽邪之鬱遏者不甚而甚雖煩躁未見然既無惡寒證則亦宜遵大青龍湯發汗之法自無後慮奈何當機失用所云服藥者必辛熱之藥非辛凉之藥也微除者陰寒爲陽邪所持不能盡除也陰寒微除陽熱自爾愈盛是故久遏之陽氣因辛熱而勃升其人發煩者陽氣怫蒸也目瞑者

須知陽氣重由八九日所鬱而然得衄則解者陽氣解也無復發煩目瞑證耳究竟汗仍不出而發熱身疼痛之表證未全除故仍主麻黃。

陽氣搏及營陰也劇則衄者陽氣不止搏之且逼及營中之血而逆上也唯不服大青龍至於如此則亦幸而衄耳衄則熱隨血出而久遏之陽有其出路不解而自解矣所以然者陽氣重故也此二句總結上文釋服藥微除之誤非釋發煩目瞑劇衄之故因以麻黃湯主之承其下見陽邪得解而唯微除之陰邪未盡除而今乃可主此耳前此非麻黃湯證而大青龍湯證也假令服大青龍湯不唯無發煩等證併今之麻黃湯亦可不服也

百九九

例此以明上條衄後仍用麻黄之故。衄後熱不愈者陽氣重不重上分辨

太陽病，脉浮緊，發熱，身無汗，自衄者愈。

夫同一太青龍湯也，不當服而誤服，既有厥逆筋惕肉瞤之變；當服而失服，又有發煩目瞑劇衄之變。後人遇寒溫互見之證，將安所措手乎？曰：大青龍湯爲寒溫二氣互盛而設，若其間有偏輕偏重，則閉者不致重閉，過者不致允過，熱無所過，大青龍湯不必用也。如同一太陽病，陽邪在衛者與前條無異，但脉雖浮緊，而證只發熱無汗，不唯無惡寒，且無身疼痛，陰邪較輕可知。陰邪輕則雖欲行

閉固而陽邪不受其閉固既不獲於膚腠中尋出路自當於空竅中尋出路矣一自衂而陽邪得升陰圍亦解以營主血故也緣未衂之前大青龍之證尚未全故既衂之後麻黃湯之藥可勿找也

傷寒脉浮緊不發汗因致衂者麻黃湯主之

可見寒温兩中之證受邪自有淺深於其見證處察及根源大青龍自無誤主矣故不妨且丟去寒温兩中之證而重拈一寒傷營之證以對勘之知傷寒自有傷寒之治兩中自有兩中之治初不以

太陽病爲陽邪。陽邪得衄知其解。解必洪沸而來。傷寒爲陰邪。陰邪得衄。知其凝凝必滴滴而至。

證爲異同也。如傷寒者。寒傷營之病也。而脈更浮緊。毫無陽邪夾雜。可知此際循傷寒例。用傷寒藥發汗。誰人不諳。萬一不發汗。因而致衄。則疑端生矣。以前一條誤用辛熱而得衄。此一條得無束手。以次一條得衄而勿藥。此一條得無因循不知。前一條以陽邪激動。妄行而作衄。失在誤用辛熱。此一條以寒邪壅滯。循經而作衄。失在不曾用辛熱。次一條之衄。熱尋出路。而邪已去。辛熱無所用。辛涼亦無所用。此一條之衄。寒閉營分。而邪正深。用

大抵傷寒見衄者由其人營分素熱一被寒閉營不堪遏從而上升矣

辛熱則曰宜用辛涼則曰誤蓋麻黃湯爲寒傷營之主劑雖衄證同於寒溫兩中自不能游移焉借彼治此不能游移焉借彼治此其不能游移焉借此治彼可即傷寒之一證例推之矣或曰傷寒之藥不可用於寒溫兩中矣何以前一條亦有麻黃湯之主豈前條非兩中病乎曰前之麻黃湯蓋主於衄解後爲熱邪已出而唯剩表寒未除故主此以徹其餘表原是治傷寒非是治兩中也況三衄字一曰必衄一曰自衄一曰因致衄只於必字

自字因致字上着想便知衄之來去路知衄之來去路而三者病之來去路并狀於胸矣凡傷寒初起但不惡寒便知夾溫溫少寒多一得衄則熱隨衄解所未解者寒耳故可用麻黃衄未解之先雖不煩躁亦大青龍湯證也

太陽病發熱惡寒熱多寒少脉微弱者此無陽也不可更汗宜桂枝二越婢一湯

合前數條觀之大青龍之主寒溫兩中也首出其正治與誤治次出其暗相綰合之治而又次出其

失治與勿治諸證歷歷可無疑矣猶懼人不能顯然也更出一寒傷營反勘之治病情盡此矣但寒溫兩邪所中亙有淺深而人之營衛受之各有强弱既不可以大青龍湯槩而治之則隨證定法務使權衡劑量不失銖黍方爲至當如大陽病而證見發熱惡寒知非形作傷寒之病而風傷衛之病矣邪風在衛所以煩躁而渴之熱證多形作傷寒之寒證少也熱多寒少已非大青龍之證顧其脉尤非大青龍之脉其脉微弱則衛陽原自衰乏可

無陽者液衰衛之也以此二字對陽氣互看則不可更汗祇是對大青龍言耳

知一旦邪陽來乘正陽爲其所奪雖不兼首條汗出惡風之微弱然此之微弱亦是無陽也邪陽盛宜汗正陽虚不可更易他藥如大青龍湯者發汗唯宜桂枝二越婢一湯加減始終之藴用桂枝二之甘溫酸使正陽得以補收獲戢用越婢一之辛甘寒使邪陽得以中外分祛此未嘗非大青龍湯之製裁而用之而主治不同者何也有桂枝湯斂戢正陽爲主則越婢一中之石膏不過取其陰涼之性女奴畜之非如大青龍湯之可以匹主也用

之佐麻黃湯而爲邪陽驅熱煩者即用之佐桂枝而爲正陽保津液既役之而令其如彼復跳之而令其如此驅遣唯吾而左右供職故曰越婢也合首條觀之首條而下當是傷寒夾溫故屬實者多自此條而下當是中風夾溫故屬虛者多也○據云熱多爲兼首條之煩渴證從何見之曰次條既有弱者必渴之文而越婢中復有石膏之主豈有無陽證不煩渴而用石膏者乎石膏爲陽明去邪熱藥却爲清肺之使夫肺者氣化之所從出歟

二百二

初證無汗而脉微弱則桂枝湯能助宣正陽最後大汗一出則桂枝湯更能逐盡邪陽所云欲救邪風者桂枝湯主之是也。

服桂枝湯大汗出脉洪大者與桂枝湯如前法若形如瘧日再發者汗出必解宜桂枝二麻黃一湯

此接上條來桂枝湯即桂枝二越婢一湯以前條有不可更汗之語而麻黃石膏俱婢視之故不重及耳服前桂枝湯得大汗出則邪陽得發可知微弱之脉轉洪大則正陽得復可知但大汗能出邪陽亦恐能虛正陽洪大爲復正陽亦恐爲壅邪陽仍用桂枝湯爲主而配越婢湯半如前二與一之法然後大出之汗乃復斂洪大之脉始得平若服

形如瘧日再發者邪欲出而表氣羈之當是脉巳洪大汗未得耳

前桂枝湯而形如瘧日再發者必其未得大汗出也故正陽欲復邪陽欲出而一二分之表邪尚覆之但使汗出則必解矣宜用前桂枝加越婢湯二配以麻黃湯一乃爲合法也

二百三

太陽病得之八九日如瘧狀發熱惡寒熱多寒少其人不嘔清便欲自可一日二三度發脉微緩者爲欲愈也脉微而惡寒者此陰陽俱虛不可更發汗更下更吐也面色反有熱色者未欲①解也以其不能得小汗出身必癢宜桂枝麻黃各半湯

太陽病至熱多寒少作一頭下面分三脚微緩爲欲愈者此脉陰陽爲和平雖劇當愈也脉微而惡寒者陰脉不足陽往從之陽脉不足陰往乘之是爲虛邪面色反有熱色者正邪分

又如太陽病得之八九日正邪勝復之關在此時矣乃作如瘧狀發熱惡寒邪雖變動而熱證仍多寒證仍少此則確乎陽氣主持而帶二三分寒邪也陰陽消長之際不慮邪氣轉盛反防正氣先虛必須細細察之如其人不嘔不利脉復微緩而寒熱日二三發此陽氣已經外向陰邪欲退不須治也恐誤治傷陽反生他變若脉既微矣而又惡寒與脉浮緊之惡寒不同矣此表裏俱虛以致邪戀不去雖使熱多寒少只宜養正助陽不可行汗吐

爭往來寒熱，是爲實邪，三者俱在營衛上說，脈微而惡寒，是寒熱未作時之脈證。

下攻，熱若反面色赤，熱者是陽已浮而外薄，僅爲微陰所持，故解而未欲解，致有此如瘧狀，所以然者，以未得小汗以宣助陽氣，致陽氣雖不內擾，却怫鬱於肌膚，身癢其驗也，陽不內擾，則亦無容宣伐其陽，大青龍湯不中與也，宜以越婢之桂枝湯合以麻黃湯，更前二與一之法，爲各半法，得營衛清徹而小汗出，則邪去而正不傷，發中有補矣。

二百四

傷寒，不大便六七日，頭痛有熱者，與承氣湯，其小便清者，知不在裏，仍在表也，當須發汗，若頭痛者必衄。

宜桂枝湯。

况熱證乘虛者多。雖有可攻之證。尤須斟酌傷寒不大便六七日宜屬裏矣而其人却頭痛欲攻裏則有頭痛之表證可疑欲解表則有不大便之裏證可疑表裏之間何從辨之以熱辨之而已熱之有無何從辨之以小便辨之而已有熱者小便必短赤熱已入裏頭痛祗屬熱壅可以攻裏宜加承氣湯於桂枝二越婢一湯中則不但大便通。而頭痛亦止其小便清者無熱可知熱未入裏不大便衄後仍用桂枝與陽氣重証衄後仍用麻黃對看。

二百五

祗屬風秘仍須發汗遵前桂枝二麻黃一湯發其汗得汗則頭痛止而大便亦通但頭痛在六七日上陽邪已經壅久而又與不大便兼見則雖頭痛止後其餘熱未能盡徹也必見衄證清其餘熱終不能變更前條所加越婢之桂枝湯也。

服桂枝湯或下之仍頭項強痛翕翕發熱無汗心下滿微痛小便不利者桂枝湯去桂加茯苓白朮湯主之。

以前法治前證風寒兩得解不必言矣猶恐二邪

交錯已久而營衛中之氣液不無被耗雖對證施治病不應藥則前方又不能無增與減也如審其人小便清服前桂枝湯如法治表矣表治則不唯頭痛已必無翕翕發熱無汗之證又或審其人有熱服前承氣湯下之如法治裏矣裏治則大便得下必無心下滿痛小便不利之證乃其人表裏之邪兩不解而反有增證何也緣邪擾多時中氣必虛中氣虛津液必少更加辛熱耗之則中氣愈虛而津液愈少邪乘虛擾益復瀰漫耳夫前湯中辛

無汗而小便不利在陽明多發黃而此不發黃知非瘀熱在裡當責脾虛而熱傷其氣故諸見證總是經氣不輸非關邪也須知此條以前俱貫有不汗出煩渴證至此條方有出入不同處

熱唯桂桂行主令雖有麻黃之發表石膏之清裏終無能以婢職擅主權但取本方去其桂而以茯苓白朮加之換去主人而麻黃石膏乃得行發表清裏之功主人既換而佐使有權何邪之不服也蓋溫之兼寒邪則唯實實無變動溫之兼風邪乃爲虛虛則傳變不常故只此桂枝二越婢一一方而自始至終調停斟酌不能率情任意有如此者唯至此方示不更於微更之中大青龍漸有交替之意矣

二百六

服桂枝湯大汗出後大煩渴不解脉洪大者白虎加人參湯主之

前條雖革去桂命而一時輔佐供職如舊只有茯苓白朮係借來之客猶不失大青龍之規模也迨至陽邪獨擾而成功者退矣如前此服桂枝湯大汗出後此時邪陽雖退正液亦衰加以大煩渴陽神雖復而熱邪勃起不唯不解而脉轉洪大是始之寒溫兩盛者一變爲寒溫兩停繼之寒溫兩停者再變爲熱多寒少今此則熱多寒少者三變爲

有熱無寒大煩渴而脉洪大溫病之真面孔全露矣火炎土燥金爍水枯不得凉飈安能退焰此際之大青龍不唯桂枝麻黃竄身無地而若杏仁若芍藥皆在告閒罷老之列正位中宮不得不陞起石膏之婢坤以承乾矣以婢役婢唯存甘草一味其餘汲子族之波以接援則用知母倚母族之貴以護戴則用粳米人參雖萠條生津助液之茯苓白朮且防其以客侵主華去不用而況其他乎斯則虎聲一嘯而大青龍之全局盡翻矣

二百七并八

傷寒病，若吐，若下後，七八日不解，熱結在裏，表裏俱熱，時時惡風，大渴，舌上乾燥而煩，欲飲水數升者，白虎加人參湯主之。

石膏爲大青龍湯中之婢，而能翻大青龍之局者，以大青龍之桂麻能亡津液，而石膏所長在全津液，以全津液而得白虎之名，則自汗後而推之，下後吐後，皆將賴白虎爲資生聖善之母，敢婢畜之哉。又如傷寒病吐下後七八日不解，津液之明消而暗耗者，不知凡幾，消耗極而熱乃結，熱結在表結在裡，表氣廵遊於外，而不得入也，須知熱結在裏而不同胃結者，正從時時惡風背微惡寒處分別。

則身發熱而時時惡風，以風因熱結而併住也。熱結在裏，則大渴舌上乾燥而煩，欲飲水數升，此則燥熱極而津液之消耗者涓滴無存矣。雖時時惡風，尚帶大青龍之證，而急以涼肅中宮為主，白虎加人參湯主之，滌熱除煩，生津止渴，解去鬱結，而中外清涼，微風隨結熱而散，自可無煩另掃矣。

二百九

傷寒，脉浮滑，此裏有熱，表有寒也，白虎湯主之。

由前二條觀之，白虎之為白虎者，以還津液於既汗既吐既下之後，此為矯偏，此為救誤，不因汗吐

裡有熱表有寒亦是熱結在裡鬱住表氣于外但較之時時惡風背微惡寒者少俟忽零星之狀表氣雖鬱而未虛故白虎中不用

下後白虎向從建功哉不知白虎之於矯偏救誤其餘技耳而在溫熱邪之暴乘直中者舍白虎無能獨當一面如傷寒必顯寒證可知及診其脉浮中不但無緊且復多滑知其陽氣盛極而鬱蒸此裏有熱也裏熱盛則格寒於外多厥逆身凉證此表有寒也讀厥陰篇中脉滑而厥者裏有熱也白虎湯主之則知此處表裏二字爲錯簡云裏有熱渴燥飲水可知若據表而言何嘗無大青龍證而一意主及白虎使表裏撤拒而陰隨陽退中外肅

人參所云表熱作長和湯三仟錯誤十

淸一舉兩得并不藉力於人參之匡助耳

傷寒無大熱口燥渴心煩背微惡寒者白虎加人參湯主之

前條之主白虎者據脉而主之故有寒不必治寒然而即證亦有可據者如寒傷營之病不但表有寒亦宜表有熱今既無大熱而口燥渴心煩則熱歸於裏鬱蒸不解可知雖背微惡寒似乎大青龍之證未全罷不須牽顧白虎陽主之但使津生熱化雖有微寒自有人參托住陽長陰消可無慮也

渴欲飲水無表證者太陽證罷轉屬陽明也轉屬陽明而未入裡祇爲白虎證而非承氣證

二百十一

傷寒脉浮發熱無汗其表不解者不可與白虎湯渴欲飲水無表證者白虎加人參湯主之

可見白虎能翻青龍之局者以青龍之局自經解散僅餘零星破碎之假寒故白虎得成其爲白虎耳燥渴雖同而寒之微甚遂有毫釐千里之別則欲主白虎者不妨仍於大青龍之全局重繙榜樣也如傷寒脉浮發熱無汗其表不解是大青龍之外證全具也加以白虎中之燥渴是大青龍之裏證全具也此證而主白虎所謂以呂易劉豈唯白

以其燥熱在膈耳，膈者太陽之裡，而陽明之表也。

卅 十二

虎無成而驟檿弧箕服，漦龍之禍鍾於此婢矣。必須渴欲飲冰，徒有大青龍之裏證，其表已解，無復大青龍之外證，然後可翻開局面而以白虎加人參湯主之。學者欲得白虎之所宜，須明白虎之所禁。然後石膏一物，可以卑而卑之，令其助雨而爲龍；可以尊而尊之，令其呼風而爲虎，不至誤也。

傷寒，表不解，心下有水氣，乾嘔，發熱而欬，或渴，或利，或噎，或小便不利，少腹滿，或喘者，小青龍湯主之。

白虎能翻青龍之局矣，又豈無可以翻白虎之局

溺孔爲水竇人身泌別之水皆從此出而水之氣從升宜洩實在膚腠膚腠閉遏輒令心下有水氣但見

者乎顧白虎之翻大青龍原從大青龍裏半邊翻出今欲翻白虎之局者亦只從大青龍表半邊翻入翻之可無誤翻也如傷寒表不解只應見表證而已而無奈心下兼積有水氣水氣不止於飲而飲亦其一也水寒相搏則不止僅見表證而已兼見裏證水氣壅而上逆則乾嘔發熱而欬水氣內漬而傳走不定則有或渴或利或噎或小便不利少腹滿而或喘之證種種諸邪似乎陰陽夾雜大青龍湯中不妨容婢不知推原於水氣則陰邪固

喘欬，便知肺氣遏住皮毛，不在表之風寒解不解。

陰也，而其似陽者，亦陰也。寒與水兩陰相搏，表裏分解之不服，豈容一婢從中伺釁鬬。非唯以小青龍湯外散風寒，內滌水飲為主，於大青龍湯中革去石膏，不容比昵，而所換內外奔走者，若細辛、五味、乾薑，一皆陽神供服役，先斷去白虎中之禍胎，其局不翻而自翻矣。

二百十三　傷寒，心下有水氣，欬而微喘，發熱不渴。服湯已渴者，此寒去欲解也。小青龍湯主之。

小青龍湯所主持用事者，一皆辛熱辛溫之品，以

凡久嗽即無水氣亦只宜溫肺中加風寒藥散之肺爲水母故也

此治中外俱寒之證誰不曰宜顧中寒者類多外熱證下寒者類多上熱證主之與客眞之與贗其間稍有模糊恐女婢柔媚蠱惑易生不無退而復進即本婢不致專寵而援類而升者不曰知母黄栢即曰花粉玄參羣陰用事不到亡陽而傾國不止噫可畏也緣石膏所迎人意者無如欬喘熱渴諸證而諸證中在渴之一證尤易信任不知此諸證皆小青龍中所萬不能卻之證也如傷寒家不必如前條之表證悉具但心中既有水氣其人必

條中發熱二字，便該及表不解。表病而裡不和，津液滯于心下，是爲水氣。

欬必微喘必發熱猶曰此大青龍湯所兼見之證尚可無慮一或服湯藥治傷寒而遺其水氣則前此不渴而今反渴白虎之證忽爾攔入青龍局中不具剛克之力誰能當機斷割須明白寒去欲解之故而後知水氣之渴與白虎湯中之渴不特寒熱各殊亦且燥濕逈異蓋前此之不渴者寒持其水也寒去欲解則未解者獨水氣也水來心下心火必浮金匱要畧所云先渴後嘔者水停心下此其類也小青龍湯主之不治渴而專治水水去而

渴自解矣只一渴證而青龍白虎兩局幾幾乎以客混主以贋亂真況其間喘欬發熱復有大青龍證淆雜而與人以難辯哉然則欲翻局者須將全局和盤打審經曰有者求之無者求之如此方不落入疑似證阱中耳

二百十四

傷寒脉浮緩身不疼但重乍有輕時無少陰證者小青龍湯發之

所云有者求之無者求之者何也如大青龍證白虎證脉皆浮然而一緊一洪大而滑而此則脉緩

大青龍證身疼痛而此則不疼白虎湯證身不重而此則重此水氣之脉與證皆彼二證之所無也無者求之而乃得其所以異矣又須求其所同何謂同心下有水氣之證太陽所有者亦少陰所同有脉緩雖同而彼沉此浮不同身重雖同而彼并四肢沉重疼痛此但重乍有輕時不同此所謂有者求之也求之知爲傷寒表不解心下有水氣矣而在水氣中又無少陰證然後小青龍之所主者乃爲確當不易耳緣少陰②心下有水氣法在溫經

太陽諸方。不為汗下救誤而設者。如麻黃桂枝五苓抵當。以及此篇之大青龍白虎等無不繫之以脉。小青龍一方。固是開門立戶。當着出證而不出脉。理哉。以此辨其為誤。

鎮水故用真武湯此之心下有水氣法在散邪滌飲故用小青龍曰發之者言小青龍所以不同於真武者以其中多發之之一法耳以此悟仲景審證定法立方主治俱從三四路與前後際遙映側照中責取出來所以小青龍自不至以疑似者誤入白虎白虎證自不至以疑似者誤入大青龍緣緣入扣使六經可以分可以合神機妙算布置無遺葢醫門中之韜畧書也神於法矣〇小青龍湯坊本俱作大青龍余幼讀古本實是小青龍觀條

中脈證總非大青龍病宜世人有傷風見寒之說近并得友人張路玉一訂其訛喜其先得我心不只孫吳之暗合也

二百十五　傷寒汗出而渴者五苓散主之不渴者茯苓甘草湯主之

夫水氣作渴與熱蒸作渴不同其治者以寒溫各別也不知太陽水氣作渴更有表分裏分之不同如傷寒汗出而渴一證雖不慮其混入青龍亟恐其混入白虎若屬津液不下行以致陽邪上壅者

觀陰條厥而心下悸者。用茯苓甘草湯治水。則知此條之渴與不渴。有陽水陰水之別。有水而渴汗。屬陽氣升騰。有水不渴而汗。屬陰液失統。茯苓甘草湯用佳姜者。行陽以統陰也。陰即水也。

則五苓散證水則從表裏以別青龍以其爲膀胱本經之水非客水也熱則從上下以別白虎以其爲膀胱畜熱挾水氣上升非肺胃鬱蒸之熱也主治不可或誤至若汗③出不渴者則陽虛便防陰盛此汗近於魄汗其中伏有厥逆筋惕肉瞤之證故用茯苓甘草之甘以益津液而補心以桂枝生薑之辛助陽氣而行衛雖水氣則同而邪漸向陰則熱從寒化前法俱在範圍之外矣二證俱有小便不利證而熱畜膀胱與寒畜膀胱虛實不同則又

從渴與不渴處辯之。葢法中旁及其法也。

二百十六　傷寒脉浮。醫以火逼劫之。亡陽。必驚狂。起卧不安者。桂枝去芍藥加蜀漆龍骨牡蠣救逆湯主之。

由首條至此合而論之。大青龍湯之主治。為表寒裏熱者設也。白虎湯之主治。為表裏俱熱者設也。小青龍湯之主治。為表裏俱寒者設也。熱苟犯本。則佐以五苓。寒苟犯本。則佐以茯苓甘草。是緣熱為真熱。寒為真寒。故白虎與青龍。雖各行其所偏。而總以輔大青龍之所不逮。乃其間有煩躁一證

去芍藥是照顧及傷寒處陽雖亡而營分之寒終未解芍藥嫌其斂營故去之

最易爲大青龍之賊以其似是而非也緣未經汗吐下溫針之煩躁大都爲實爲眞已經發汗吐下燒針之煩躁大都爲虛爲假如傷寒而見風脉表虛可知乃以火劫之汗乃大出而亡其陽夫汗者心之液亡陽則心神浮越而方寸無主故不待煩躁而驟得驚狂起臥不安之證急候乘虛實爲假象救之之法唯以安鎮心神斂浮戢越爲主桂枝去芍藥加蜀漆龍骨牡蠣救逆湯主之雖有火邪亦不暇顧芍藥稍涉微寒凡去之何大青龍之足

試也。

二百十七 火逆下之。因燒針煩躁者。桂枝甘草龍骨牡蠣湯主之。

> 火逆下之。陰虛而陽邪遂發上。故見煩躁。

火逆下之。裏氣虛矣。不治其虛。更加燒針。自至亡陽而見煩躁。證如前條之驚狂起臥不安者。熱勢之緩急有殊。故前方之加減稍異。總不容煩躁之以假亂眞也。

二百十七 太陽病中風。以火劫發汗。邪風被火熱。血氣流溢。失其常度。兩陽相熏灼。其身發黄。陽盛則欲衄。陰虛則小便難。陰陽俱虛竭。身體則枯燥。但頭汗出。劑頸而還。腹滿微喘。口乾咽爛。或不大便。久則讝語。甚者至噦。手足躁擾。捻衣摸床。小便利者。其人可治。

前二條之誤。誤在追虛追虛者原無熱證故也。追虛且能致煩躁。何況陽邪原帶風溫證而誤加火劫。則逐實之禍。爲煩爲躁。更有不易救者。有如太陽病中風。此營弱衛强。邪風證也。以火劫發汗。邪風無從出。反得火勢熏蒸。沸騰其營衛。氣血流溢。不復循其經常矣。何以見之。風陽也。火亦陽也。兩陽相熏灼而身發黃熱勢之瀰漫可知矣不特此也風熱搏於經爲陽盛陽熱逼血上壅則欲衄風熱搏於內爲陰虛陰津被火則小便欲利而不得利火邪兩無出路陰固竭矣而邪陽盛者正陽亦虛由是而風熱耗其血氣身體失營則枯燥由是而風熱炎上搏陽而阻於陰則頭汗出劑頸而還由是而風熱內鬱則腹滿微喘由是而風熱上熏則口乾咽爛由是而風熱耗其津液或不大便久則胃中燥熱必發讝語甚者至噦至於四肢者諸

此處之噦。濁氣上乘也。

陽之本陽盛則四肢實實則手足躁擾且至捻衣摸床以上諸證莫非邪火逆亂眞陰立亡之象推求其原一皆血氣流溢失其常度至於如此邪風被火熱之害可勝言哉此際欲治風而火勢沸騰欲治火而風勢壅遏何從治之唯利小便一法如猪苓湯類可以導濕滋乾清熱潤燥使小便得利則丙火得泄而太陽之邪風亦從膀胱爲去路尚可治也倘利之而不利火無從出危矣

二百十九

太陽病二日反躁反熨其背而大汗出火熱入胃胃

中水竭。躁煩。必發譫語。十餘日。振慄。自下利者。此爲欲解也。故其汗從腰以下不得汗。欲小便不得。反嘔。欲失溲。足下惡風。大便鞕。小便當數。而反不數。及多大便已。頭卓然而痛。其人足心必熱。穀氣下流故也。又如太陽病二日。邪方在表。不當發躁。而反躁者。熱氣行於裏。爲病温之類也。反熨其背以取汗。助陽奪陰。陰液外亡。遂大汗出。邪未外解。而火熱已入胃矣。汗既外越。火復內攻。胃汁奪盡。是爲胃中水竭。水竭則必躁煩。躁煩則必譫語。皆火熱入胃。

火無水制之故也十餘日則正氣漸復忽焉振慄者邪正爭也自下利者正勝而邪不能容火勢從大腸下奪也火邪勢微津液得復此爲欲解之象然而不盡解者則有故以從前所熨之汗從背得之而腰以下不得汗令邪雖下走徒以隣國爲壑躁煩讝語之證雖解而腰以下之證轉增故小便不得者陽邪閉拒陰竅津液不得下通也反嘔者濁氣從下攻上也欲失溲者熱氣下流邪欲從前陰出而不得出也足下惡風者腰以下不得汗風

穀氣下流照着腰已下不得汗言前此上下氣成阻絕大便一通上氣從下降而下氣從上升矣故頭卓然痛而足心

邪鬱於下部也大便鞕小便當數而反不數者以前之下利爲火勢急奔火勢衰微而風閉於下焦津液不得下通非偏滲於小腸者比也以上諸證莫非陽强發厥盡虛其下之象推求其原一皆火熱入胃胃中水竭至於如此反熨其背大汗出之害可勝言哉此時欲治風而風已上解欲治火而火無出路何從治之唯通大便一法可以搜風導滯徹邪去過潤之導之一不已而再再不已而三及多大便已然後下陷之陽邪復上升而散頭卓

熱經所謂天氣下降氣流於地地氣上升氣騰于天也

前條小便難頭汗出是眼目此條火熱入胃大便鞕是眼目

然而痛火鬱之陽氣得下徹而通其人足心必熱以邪氣隨穀氣而出無復壅遏故曰穀氣下流也合上條觀之上條病源在血氣流溢失其常度邪尚在經故以利小便治之此條病源在火熱入胃胃中水竭邪已入府故以通大便去之從來未經指出必欲待小便自利大便自多豈有邪火熾盛之時而能使小便自利大便自多也哉

二百二十

傷寒脉浮自汗出小便數心煩微惡寒脚攣急反與桂枝湯欲攻其表此誤也得之便厥咽中乾煩躁吐

脉浮自汗出雖似桂枝證而頭項不痛知陽神自歉於上部惡寒脚攣急知陰氣更歉於下是陽虛陰盛而裡氣上逆故有心煩證

逆者作甘草乾薑湯與之以復其陽若厥愈足溫者更作芍藥甘草湯與之其脚卽伸若胃氣不和譫語者少與調胃承氣湯若重發汗復加燒針者四逆湯主之

火逆能致煩躁推之吐汗下可類及矣傷寒脉浮自汗出小便數陽虛可知縱有心煩之假熱而有微惡寒脚攣急之眞寒以證之卽此時而溫經散寒當不嫌其暴也反與桂枝湯欲攻其表非誤而何裏陽根表陽而出陰霾驟現矣得之便厥者眞

裡陰攻及表陽差訛止在煩字上觀結句曰若重發汗復加燒針者四逆湯主之可見陰證不必真直中也治之一悞寒即中于治法中矣○重發汗謂用及麻黃湯類也證雖同而致逆之藥不同則救逆之法亦不同故三治外更有四

寒也咽中乾煩躁者陽浮而津竭假熱也吐逆者陰盛而上拒也虛寒內凝總無攻表之理桂枝之誤如此其堪大青龍之再誤乎作甘草乾薑湯散寒溫裏以回其陽陽回則厥自愈足自溫其有脚未伸者陰氣未行下也更作芍藥甘草湯從陽引至陰而脚伸其讝語者緣胃中不和而液燥非胃中實熱者比僅以調胃承氣湯少少與和之若前此重有發汗燒針等誤者則亡陽之勢已成而陰邪將犯上無等直以四逆湯溫之而已

逆湯二百
之治二一

問曰證象陽旦按法治之而增劇厥逆咽中乾兩脛拘急而讝語師言夜半手足當溫兩脛當伸後如師言何以知此答曰寸口脉浮而大浮則爲風大則爲虛風則生微熱虛則兩脛攣病證象桂枝因加附子參其間增桂令汗出附子溫經亡陽故也厥逆咽中乾煩躁陽明內結讝語煩亂更飲甘草乾薑湯夜半陽氣還兩足當溫脛尚微拘急重與芍藥甘草湯爾乃脛伸以承氣湯微溏則止其讝語故知其病可愈

此條卽上條註脚借問答以申明其義也證象陽

此證之陽明內結得之自汗出小便數上蓋津液外越而下部之陰分更無陽

且句應前條傷寒脉浮自汗出小便數心煩微惡寒脚攣急一段按法治之句應前條反與桂枝湯欲攻其表一段而增劇至拘急而讝語句應前條此誤也得之便厥咽中乾煩躁吐逆者一段師言夜半手足當溫兩脛當伸後如師言何以知此句應前條已用甘草湯并調胃承氣湯一段答曰寸口脉浮而大浮則爲風大則爲虛風則生微熱虛則兩脛攣證象桂枝因加附子參其間增桂令汗出附子溫經④亡陽故也數句發明以補出前證病

以化氣也。故陽回而結未破，不妨少從胃實例一去其燥。一證中亡陽陽結互其，故以厥逆咽中乾十五字並舉，而治法之層次兩出其中。芍藥甘草湯，非爲復其陰而設，乃繼乾姜甘草湯而引陽氣入于陰也。

源及用桂枝之誤見證象桂枝而實非桂枝證將成亡陽雖附子可加於本湯奈何於本湯加黃芩乎厥逆咽中乾煩躁陽明內結譫語煩亂申敘前證以著亡陽之實更飲甘草湯夜半陽氣回兩足當溫重應前條甘草乾薑湯一段脛尚微拘急重與芍藥甘草湯爾乃脛伸重應前條芍藥甘草湯一段以承氣湯微溏則止其譫語重應前條調胃承氣湯一段故知其病可愈亦非泛結見其愈也由於救之得法萬一爲煩躁譫語等證所惑而大

經曰。風從外入。令人振寒。汗出頭痛。身重惡寒。治在風府。調其陰陽。不足則補。有餘則瀉。刺風池風府。從

青龍之見不無交互於胸中。欲其病之愈也得乎

二百三十二
太陽病。初服桂枝湯。反煩。不解者。先刺風池風府。却與桂枝湯則愈。

又二百二十二
風家。表解而不了了者。十二日愈。

誤用桂枝。遂生煩躁。以非桂枝證耳。果屬桂枝證。桂枝何嘗不可救煩躁也。如得太陽病。自宜桂枝湯治矣。乃初服桂枝湯反煩不解者。此煩非閉寒閉其熱。以其人原有宿風。所謂風家是也。今新風入而與之合。徒用桂枝湯不唯不能拔出新風而

瀉也却與桂枝湯從衛也

可見服藥尤須輔之以法

所伏宿風反因辛熱之藥而擾動故煩耳顧新風止中於肌而宿風必畜其穴先刺風池風府拔出宿風使新風無所合却與桂枝湯解其肌則愈矣但風家表解不能如平人解後輒了了也以宿風巢穴雖搗餘邪不無散漫必待經傳再週谿谷充盈營衛周密乃得散盡耳緣不了了之故屬舊風而非新風故不更用桂枝湯也

二百二三　發汗後惡寒者虛故也不惡寒反惡熱者實也當和胃氣與調胃承氣湯

實者表解裏未和也故曰和胃氣同一汗後而虛實不同者則視其人之胃氣素寒素熱而氣隨之轉也可見治病須顧及其人之本氣爲主

況汗後煩熱有虛實之分而虛實又有表裏之分故不特汗後成虛其躁熱證不同於青龍白虎即汗後成實其躁熱證亦不同於青龍白虎也如發汗後惡寒人皆知爲虛之故主以前篇芍藥甘草附子湯不必言矣至若汗後不惡寒反惡熱其人大便必實由發汗後亡津液所致病不在營衞而在胃矣法當和胃氣與調胃承氣湯從陽明治例毋論不惡寒之證較之青龍有表裏之分即反惡熱之證較之白虎又有經府之别此不可不辯也

二百二四

太陽病吐之但太陽病當惡寒今反不惡寒不欲近衣此爲吐之内煩也

不惡寒反惡熱以其熱入裏故於青龍白虎外專主調胃承氣然入裏之熱又有中上焦之分不可不辨如太陽病吐之以當惡寒之太陽而不惡寒或曰表已解也何至煩而不欲近衣是其人反惡熱矣不惡寒反惡熱與上條胃實證頗相似然而彼得之汗後中焦之津液亡熱在胃府也此則得之吐後上焦之津液傷煩在膈内也煩在膈内白

虎庚幾近之，然而猶須相及津液，調之復之，調胃承氣益非所宜，而大青龍益非所宜矣。

二百二五

發汗，若下之，而煩熱胸中窒者，梔子豉湯主之。發汗吐下後，虛煩不得眠，若劇者，必反覆顛倒，心中懊憹者，梔子豉湯主之。若少氣者，梔子甘草豉湯主之。若嘔者，梔子生薑豉湯主之。

煩熱二字互言，煩在內，熱在外也

或虛汗吐下後，津液已亡，何堪更用吐

自此而推及胸膈之病，凡有煩躁等證，於諸法外另議治矣。發汗若吐若下，或胸中窒，或虛煩不得眠，或反覆顛倒，心中懊憹，皆屬三焦無形之火壅

劑須知此湯以宣鬱為主不在出物火鬱于胸乘其虛而客之凡氣羸布氣于胸中者皆火為之而無復津液為之枯液不得布遂有窒痛等證宜去其火氣清液自回也

過在上心虛被火無液以安是以擾亂不寧也並非汗不出之煩躁大青龍無所用諸法亦無所用也梔子豉湯主之梔子氣味輕越合以香豉能化濁為清但使濁去客邪氣升則液化而鬱悶得舒矣若少氣者熱傷氣也加甘以補之若嘔者熱搏而氣逆也加辛以散之或補或散皆是安回津液之助

二百二十六

發汗若下之病仍不解煩躁者茯苓四逆湯主之

可見溫針汗吐下後之煩躁與未溫針汗吐下後

人身只此陰陽二氣。陽氣生發。陰氣皆化而爲津與血。陽若不足。陰氣皆化而爲火。津血枯故也。和則成火。故五藏愈虛者。邪火愈熾。若退邪火。須是復得津血。復得津血。須是扶陽退陰。

之煩躁。主治迥然不同。況有發汗下後病仍不解而煩躁者。此時既有未解之外寒。復有內熱之煩躁。大青龍之證備具矣。不爲所誤者幾何。不知得之汗下後。則陽虛爲陰所凌。故外亡而作煩躁。必須溫補兼施。茯苓四逆湯主之爲得法。蓋虛不回則陽不復。故加人參於四逆湯中。而只以茯苓一味泄熱除煩。此證溫而不補。且恐無濟於事。尚敢從未解之外證起見哉。

二百二七 傷寒。胸中有熱。胃中有邪氣。腹中痛。欲嘔吐者。黃連

此等證皆本氣所生之寒熱無關于表故着二有字
胸中熱腹中有寒邪氣亦等得有表裏證胸中爲陽之裡分腹中爲陰之表分

湯主之。

從前諸條抑皆寒熱互有之證只因寒熱交錯一經誤治而陰盛陽虛眞寒變出假熱幾令措手難於措手然而眞中有假卽防假中有眞如病屬傷寒表間不必有熱也而熱反在胸中熱在胸中不問而知有煩躁鬱悶之證可知胃中反有邪氣以寒邪被格在下故也此證寒熱俱有而熱非假熱寒非假寒似於大青龍湯證無異然而較之大青龍湯之寒熱已向近裏一層故其證不復見之表

兩邪各見故本方之用寒藥從太陽以治上也本方之用溫從太陰以治下也變桂枝人參湯之横法爲竪法

人身陰中須要有陽陽中須要有陰陰中有陽則陰治陽中有陰則陽治若三陰獨治乎下則三陽亦逆而

二百二八

裏際而只見之上下際腹中痛者陰不得上而寒乃獨治於下也欲嘔吐者陽不得下而熱乃獨治於上也較之大青龍之寒熱彼爲表裏相持此爲上下相格則治法雖亦寒熱並施而辛寒易以苦寒辛熱加以苦熱不同矣況用人參半夏以補宣中氣升降陰陽比大青龍湯中之杏仁純降無補者迥别蓋彼則表裏俱實此則虚實相兼自此條而互及諸瀉心湯皆其法也

傷寒腹滿讝語寸口脉浮而緊此肝乘脾也名曰縱

獨治下上。兩氣各亂矣。責在胃氣不爲之交也。

刺期門。

同一寒熱互見之病。而寒熱交錯中。不特有表裏之分。而表裏又有淺深之分。表裏淺深之間。又有高下之分。則自此而廣之。安見三陰之與三陽。不亦有寒熱之交錯者乎。如傷寒者。太陽病也。而腹滿讝語。則太陰陽明病也。寸口脉浮而緊。則仍是太陽傷寒之脉也。浮緊只見於寸口。又非純是太陽傷寒之脉也。陰陽互淆如此。寒熱自爾交錯。其病從何斷之。證在中焦。只從中焦斷之。此肝乘脾

讝語多屬胃實，此曰肝乘脾，則脾虛矣。虛于從浮緊脈得之

也。脾虛故作腹滿，脾虛則邪愈旺，故作讝語，名曰縱者，以邪從所不勝來也。夫以厥陰之邪移之太陰，而却見於太陽病中，從前寒熱之法俱無可施，宜從中治可也。刺期門以瀉肝木之實，木瀉而脾不虛，交錯之邪自解，責虛取實，寒熱俱可不治，此又一法也。

二百二九

傷寒，發熱，嗇嗇惡寒，大渴欲飲水，其腹必滿，自汗出，小便利，其病欲解，此肝乘肺也，名曰橫，刺期門。

不特此也，寒熱之邪，三陰既可與三陽交錯，又安

飲水不消故腹滿不消者以有嗇嗇惡寒證也

見足經不可與手經交錯乎如傷寒者太陽病也而發熱嗇嗇惡寒雖是太陽表證然而肺主皮毛邪在手太陰亦有此也肺受熱邪故大渴欲飲水膀胱有寒而無熱則水入而氣不化膀胱之氣不化病必累及中焦之脾其腹乃滿病源不在脾故待自汗出小便利水氣上下分消而交錯之邪隨水出其病欲解矣名曰橫者以邪從所不勝來也肝邪乘肺故皮毛受鬱而生寒熱木盛則火旺而金被火乘故大渴欲飲水夫以足厥陰之邪移之

手太陰。而受累者。足太陰脾也。卻亦見於太陽病中。從前寒熱之法。益無可用。只從中治刺期門以瀉肝木之實。則脾不虛。脾不虛。則肺得所資而錯雜之邪自解。棄標取本。寒熱俱可不治。此又一法也。卽此二法推之。病氣方當淆亂。而證涉危疑。只以實脾爲主。否則瀉肝。瀉肝以去其賊。實脾乃有力也。如此二證。賊土侮金。皆由木盛。卒不用小柴胡例治之。以黃芩妨脾。不免開門揖盜。不若刺法邪去而脾無傷也。

二百三十

傷寒八九日，風濕相搏，身體煩疼，不能自轉側，不嘔不渴，脉浮虛而澁者，與桂枝附子湯主之。若其人大便鞕，小便自利者，去桂枝加白术湯主之。

寒與熱莫非太陽中必有之證，而煩難錯綜如此，所以然者，以兩邪相併故也。則凡屬兩邪相併爲病者，俱不可不另立治法矣。請以風濕論傷寒至八九日，邪當漸解，不解者邪必入裏，既不解又不入裏，必有所夾之邪乘之也。風爲陽邪，濕爲陰邪，兩邪合聚結而不散，濕持其風則風不能純行其

所謂不可反側者經曰陰氣藏物也物藏則不動故不可反側也

大便鞕小便利者風濕外束而津液不復內行也去桂加白朮引津液還入胃

表令而自無頭痛發熱之表證風持其濕則濕不能純行其裏令而自無渴熱逆嘔之裏證兩邪鬱滯只是浸淫周身流入關節而爲煩疼重着之證而已及診其脉風固見浮而有濕滯不能盡浮濕固見虛而有風鼓不能盡虛兩邪結滯當舒豁者不能舒豁當流利者不能流利浮虛而澁所由來也治用桂枝湯散風濕之在經而加附子疾馳經絡分竭而迅掃之也若大便鞕小便自利者濕雖盛而津液自虛前方去桂枝加白朮湯主之前方

中則風無所摶而來者解矣白朮爲脾家主藥燥濕以之滋液亦以之

二百三一

和衛以溫經使風散而濕自無所持後方益土以燥濕使濕去而風無所戀各有標本故主治不同也

風濕相摶骨節煩疼掣痛不得屈伸近之則痛劇汗出短氣小便不利惡風不欲去衣或身微腫者甘草附子湯主之

前條之主治視風濕所勝者以分標本若風濕相摶屬在兩停者又不可不定所增減也即如前證而見骨節煩疼掣痛不得屈伸近之則痛劇者此

已上二條。雖云風濕相搏。其實各夾有一寒字在内。即三氣合而爲痹之證也。

邪留于筋骨之間。寒多則筋攣骨痛。

風濕之邪注經絡流關節兩邪亂經使然也汗出短氣惡風不欲去衣者風傷衛也小便不利身微腫者濕着内也兩邪各無所勝亦各無所負祛風勝濕。平治可也。甘草附子湯主之即前去桂枝加白术湯白术仍加桂枝不去單去芍藥之酸收使邪無閉歛而中外分消矣然而三方俱加附子者以風傷衛。而表陽已虛。加寒濕而裏陰更勝。凡所見證。皆陽氣不充故經絡關節。得着濕。而衛陽愈虛耳。

寒濕寒字，對上條風濕風字言，有表有裡兩邪互結之謂，其在裡字，同上條相搏字一樣看，故發汗無益，下之益不可也

二百三二　傷寒發汗已，身目為黃，所以然者，以寒濕在裏不解故也，以為不可下也，於寒濕中求之，

前條風濕相搏，雖與風温寒濕不同，然亦陽邪與陰邪合併為病也，陽邪既可與陰邪合併為病，則陰邪獨不可與陰邪合併為病乎，陰邪與陰邪合併為病，寒濕此其類也，如傷寒病係陰邪，發汗已陰寒宜解矣，即不解，亦不當見身目發黃之病，所以然者，以其人素有濕邪在裏，表寒雖經發汗，而其為陰濕所持者，終在裏而無從解散也，發汗後

之寒久當變熱雖有熱邪不可下也以爲寒濕鬱
蒸之熱非實熱也仍當於寒濕中責其或淺或深
而治之可也

二百三三 傷寒瘀熱在裏身必發黃麻黃連軺赤小豆湯主之

所謂寒濕中求之者何也緣風屬陽邪陽主發揚
雖與濕合而無瘀無瘀則陽散而反變爲寒寒屬
陰邪陰主沉着既與濕合而遂瘀既瘀則濕蒸而
反變爲熱凡傷寒瘀熱在裏者由濕蒸而來故身
必發黃此之瘀熱未深只從表一邊開其鬱滯而

散熱除濕佐以獲效麻黃連翹赤小豆湯是其主也

二百三四

傷寒七八日身黃如橘子色小便不利腹微滿者茵陳蒿湯主之

成註云小便不利腹微滿者熱氣甚于外而津液不得下行也

所謂寒濕中求之者又何也前證以瘀熱尚在表半邊而未深故所治如此若傷寒七八日瘀極矣極則寒與濕俱從熱化身黃如橘子色視濕病之熏黃明與晴有異矣小便不利腹微滿視寒病之大便自利體煩痛者通與閉有異矣此之瘀熱已

深只從裏一邊開結導熱而利便驅濕並以建功茵陳蒿湯主之可也

三證同屬濕熱而濕熱中自有淺深

二百三五 傷寒身黃發熱者梔子柏皮湯主之

所謂寒濕中求之者更何也傷寒而見身黃雖已濕蒸於裏而外證發熱依然寒居於表裏淺表深之間前二法俱無所用只從中治清解調和預去其瘀熱之漸使二邪不能相合而裏外分消寒與濕俱可付之不治此又一法也故裁梔子柏皮湯主之○風濕中有陽邪而證則無熱寒濕中純陰

邪而證則無寒寒極能生熱則知熱極自能生寒
如厥陰篇中始發熱六日厥反九日而利等證是
也世人見寒治寒見熱治熱須於此等處參求而
心靈手敏當下應無荆棘矣

傷寒論後條辨卷之六終

校注

①□：底本此处模糊不清，校本作『欲解』。
②下：校本作『而』。
③汗出：校本作『渴与』。
④亡：校本作『回』。

傷寒論後條辯卷之七

新安程應旄郊倩甫條註　門人王人鳳翔千校

辯陽明脉證篇第一

傷寒能使陽明爲病則表邪歸裏寒從熱化最爲佳兆何以言之風寒濕熱在表之邪流爲壞病變徙無窮者總因熱從外轉散漫無歸之故一得約束歸中前無去路任爾窮山蕩海之寇直從輦轂下擒奪之無餘力何快如之若然者自非本熱標寒陽神素盛者不能轄邪歸我也陽盛者其人少

六經受病而胃家素有燥氣者皆能令轉屬陽明蓋物所歸故也第觀本經證罷不罷亦可定胃之實與不實故來路不可不審之又審

水多火雖他經受邪無關於胃而胃中燥熱之氣自成鬱遏所以一經汗下津液被奪則在表之邪盡成收斂隨燥熱而內結此之謂表虛裏實實則邪無去路故可任攻但去路本之來路若求去路得了脫須是來路討分明當於併合病間窮其入裏有盡未盡之辯稍一帶表輒非可攻之陽明裏未盡實故也裏實雖已屬胃顧胃中燥熱之邪有因內實而結者有不盡因內實而結者此則不復從來路討分明而併欲從去路討分明矣仲景所

以約法三章以大小調胃三承氣湯應可三陽明之去路緣陽實之家其陰必虛不欲以溜液致燥之陽明奪血致燥之陽明混同於胃家實之陽明模稜處治也葢胃爲一身之主百病之來俱要陽明有擔當所稱五藏六府之海者不但無病之時宜寶重卽有病之時宜顧惜人之於身能知陽明爲六經之根柢而胃家實爲陽明之根柢則卒病任乘斷無壞病之貽厥身矣

二百三六

陽明之爲病胃家實也

太陽之爲病多從外入風寒等是病根陽明之爲病多從内受胃家寔是病根而燥之一字則又胃家寔之病根也故下條指出三陽明來

陽明之爲病指府病而言可攻之陽明也胃家猶云濕家汗家之類兼素禀而言胃家實推原陽明受病之故較陽明之爲病似先一層凡病在六經俱從陽明胃受氣其誤汗不至於亡陽動經誤下不至於結胸下利誤利小便不至於畜血便淋而因標轉本祇成其陽明之爲病者由其人胃家實也胃家實則邪未至能却邪既至能容唯其能容是以可去仲景欲人鄭重於攻之一字故首條不揭病證祇揭病源不教人將陽明之爲病看左了

并將陽明之爲病看忽了

二百三七 傷寒三日。陽明脉大。

大爲陽盛之診。傷寒三日見此。邪已去表入裏而脉從陽熱化氣。知正陽當令。無復陽去入陰之懼矣。縱他部有參差。只以陽明胃脉爲準。不言陰陽者。該及浮沉。具有實字之意。不實則爲芤。爲虛。表熱裏寒。大是假規模。便早爲宅中計。凡下文云脉弱。脉遲。脉滑而疾。脉沉。脉浮而芤。而濇等類。皆貫此大字在内。只從有力無力上討分曉。

三家之成陽明病亦猶肺家素有痰火氣者一遇風寒雖病之來肺病輒作若胃家不燥不實雖有陽明病只是能食者名中風不

二百三八

問曰：病有太陽陽明，有正陽陽明，有少陽陽明，何謂也？答曰：太陽陽明者，脾約是也；正陽陽明者，胃家實是也；少陽陽明者，發汗利小便已，胃中燥煩熱，大便難是也。

陽明爲病，本於胃家實，則胃實一家可驗於未病先者，故借問答從三陽中指出之。脾約者，小便數而大便難，腸胃素秉燥氣也；胃家實者，納多出少，腸胃素稱陽盛也；發汗利小便已，胃中燥煩熱大便難者，津液從前被奪，腸胃素少血滋也。三者皆能食者名中寒病耳。一則胃中虛冷自病。一則鬱熱在裡自病。既非得之轉屬、亦無關于胃家寔之陽明也。

發汗利小便已。巳字、謂曾經犯此也。非指目前說。

成陽燥。凡陽盛者陰必虛。陰虛者陽必凑。所以病在三陽。若吐若下若發汗。在他人則邪從外轉而爲壞病。在我則邪從內轉而爲府邪。燥則召燥也。三陽明唯正陽陽明津血自足。祇爲火熱搏結成實。太陽陽明便屬失津成燥。少陽陽明便屬少血成燥。結證雖同。而實處藏處。三承氣正從此處分別。至於津液暴亡。亦見陽明胃實證。此是假實。三承氣另當斟酌矣。

二百三九 傷寒。脉浮而緩。手足自溫者。是爲繫在太陰。太陰者。

太陰何由轉屬陽明以其人脉浮緩手足自溫胃中陽氣固旺加以小便自利則雖曰陰經其燥氣向在胃中

身當發黃若小便自利者不能發黃至七八日大便鞕者爲陽明病也傷寒轉繫陽明者其人濈然微汗出也

陽明爲病本於胃家實則凡胃家之實不特三陽受邪能致其轉屬陽明即三陰受邪亦能致其轉屬陽明聊舉太陰一經例之脉浮而緩是爲表脉然無頭痛發熱惡寒等外證而只手足溫是邪不在表而在裏但入裏有陰陽之分須以小便別之小便不利者濕蒸瘀熱而發黃以其人胃中原來

凡三陰轉屬陽明自是三陰證罷故太陰則濈然微汗出少陰則口乾燥腹脹不大便厥陰則讝語也

無燥氣也小便自利者胃乾便鞕而成實以其人胃中本來有燥氣也病雖成於七八日而其始證却脉浮而緩手足自溫則寔是太陰病轉屬來也既已轉繫陽明其脉之浮緩者轉爲沉大不必言矣而手足之溫不止溫巳也必濈然微汗出葢陰證無汗汗出者必陽氣充於內而後溢於外其大便之實可知唯其從陰經轉來故汗雖出而仍微耳是之謂太陰陽明則推之少陰三大承氣證厥陰一小承氣證何非轉屬陽明之病哉○此證自

太陰轉來而本之小便自利即太陽之脾約證但以得之暴者爲太陽而以得之緩者爲太陰

二百四十　問曰陽明病外證云何答曰身熱汗自出不惡寒反惡熱也

病因屬內病證屬外觀外所以徵內也

胃家實自是病因非病證陽明見證究竟未經揭出故復設此條之問答以補之身熱者陽熱盛極從胃而布於肌肉也汗自出者津液受熱從胃而蒸出膚表也不惡寒反惡熱者胃中陽亢不得陰氣以和之爲爍熱所苦也何中十二字須一連讀

反惡熱反字是與太陽剖判表裏處

下陽明胃實潮熱譫語等證不必盡現要未有不全此數證而得成其爲陽明者因外以徵内固是答陽明府證然經病亦可兼看

初得陽明表氣被阻故亦有不發熱而惡寒證須臾即化熱矣邪不關表故也

二百四一

問曰病有得之一日不發熱而惡寒者何也答曰雖得之一日惡寒將自罷即自汗出而惡熱也

陽明惡寒終是帶表至於府病不唯不惡寒且惡熱表罷不罷須於此驗之故從反詰以辯出然曰雖得之一日惡寒將自罷則已該夫陽明之不必轉得者

不惡寒六經唯陽明陽氣所居故也邪苟歸此彼氣皆成我氣無有寒而不熱轉屬不獨太陽也無所復傳者前此六經各有去路今則不燥實者亦燥實總并大腸無洩處矣惡寒未

問曰惡寒何故自罷答曰陽明居中土也萬物所歸無所復傳始雖惡寒二日自止此爲陽明病也

六經雖分陰陽而宰之者胃五藏六府皆朝宗而禀令焉一有燥熱無論三陽傳來之表寒從而歸熱即三陰未傳之陰寒亦歸而變熱純陽無陰故曰萬物所歸無所復傳任爾寒勢方張一見陽明自當革面故曰始雖惡寒二日自止末句亦非泛結正見陽明關係之重襯住萬物所歸無所復傳二句陽明以下法爲正必五藏六府之邪皆歸結

寵胃無由實。豈算得陽明。
二百四三

只亡津液四字。當一攧胃中乾燥。復折丁系講。

於此別無去路。方是下證之陽明。等閒莫教錯了。

問曰。何緣得陽明病。答曰。太陽病若發汗。若下。若利小便。此亡津液。胃中乾燥。因轉屬陽明。不更衣。內實。大便難者。此名陽明也。

陽明之外證已經辯明。而胃家實所以成陽明之故尚未詳及。故問答復設及之。太陽病若發汗若下若利小便。皆爲去邪而設。邪苟相當。即成解證。如其不解。徒亡津液矣。亡津液而不爲壞病者。以其人胃中乾燥。能爲燥邪淵藪。故津液一亡。太陽

傷寒論後條辨　卷七

遂轉屬陽明也特轉屬層次不止有表罷不罷之辯而表罷入裏復有燥實燥不實之辯所以有不更衣之陽明病有內實之陽明病有大便難之陽明病也層次有屬表屬裏所以下法有禁宜受氣有裏實裏燥所以下法有大小○本太陽病起至名陽明也止自是一氣説下而逶迤分別多少鋪置讀者當於此悟出太陽陽明轉屬稽疊處

二百四四　本太陽病初得時發其汗汗先出不徹因轉屬陽明也

凡言轉屬處皆是指其乘便因勢之易易也其易易

胃家有燥氣毋論病在太陽發汗吐下過亡津液能轉屬之卽汗之一法稍失其分數亦能轉屬之徹者盡也透也汗出不透則邪未盡出而辛熱之藥性反內留而助動燥邪因轉屬陽明辯脉篇所云汗多則熱愈汗少則便難者是也

二百四五　傷寒發熱無汗嘔不能食而反汗出濈濈然者是轉屬陽明也

轉屬陽明之證於何徵之傷寒發熱無汗嘔不能食太陽本證現在而反汗出濈濈然者知大便已

者。胃家素寒。故

二百四六

結燥於內。雖表證未罷。已是轉屬陽明也。濈濈連綿之意。俗云汗一身不了又一身也

二陽併病。太陽初得病時。發其汗。汗先出不徹。因轉屬陽明。續自微汗出。不惡寒。若太陽病證不罷者。不可下。下之為逆。如此可小發汗。設面色緣緣正赤者。陽氣怫鬱在表。當解之熏之。若發汗不徹。不足言陽氣怫鬱不得越。當汗不汗。其人躁煩。不知痛處。乍在腹中。乍在四肢。按之不可得。其人短氣。但坐。以汗出不徹故也。更發汗則愈。何以知汗出不徹。以脉濇故

屬陽明爲入裡矣而表罷不罷層次尚在轉字上中分

知也

太陽既轉屬陽明宜可從陽明處治矣而未也正恐轉遞之處表邪去尚未盡裏邪乘其未去而已來兩邪相持而前後互見是曰併病縱使表少裏多終是帶表之陽明也雖續得微汗出不惡寒證倘其間尚帶一二分太陽表當下不可下矣下之而表邪陷入隨有結胸協熱利等變此之謂逆仍須小發汗併去未徹之表方可一意於陽明設面色接連而赤勢來方盛此非發汗不徹者比陽氣

陽氣怫鬱不得越是表陽全滯在經發汗不徹是表陽已半併裡二證有微似之嫌故詳此以勘彼

經久不得發越致怫鬱在表因現於面耳故不但用解劑如大青龍輩而且兼熏法用麻黃等煎湯從外蒸以助其汗所以然者陽氣重故也若發汗不徹陽氣已經汗越何至怫鬱乃爾自是當汗不汗邪氣擁甚於經漫無出路故其人燥煩不知痛處乍在腹中乍在四肢究竟非實邪故按之不可得此自是太陽本經表氣盛實之證併病中無此也併病之壅滯僅於表病中增出短氣一證便可坐以汗出不徹其於陽氣怫鬱者不倖則解之熏

以脉濇知汗出不徹前所云病證不罷者正指此可見太陽全罷者纔是陽明脉大也

二百四七

條中一可宗一愈字俱對陽明病三字言陽明病不

之之法一無可試務更其大發汗之劑為卜發汗斯為合法耳脉濇祇是營衛不流通而成滯表陽已不甚盛也設面色緣緣正赤已下俱是借陽氣怫鬱作客形出汗出不徹所以小發汗之故○太陽不應有腹痛以邪無出路意欲内攻故乍在仍不知其處

陽明病脉遲汗出多微惡寒者表未解也可發汗宜桂枝湯

陽明病脉浮無汗而喘者發汗則愈宜麻黄湯

可發汗如此之陽明亦可發汗汗法爲太陽設此處發汗不特太陽病愈陽明病亦愈

胃中燥氣勝故太陽合盛時輒見陽明病究竟祇屬虛燥裡虛表實尚算不得轉屬例故仍主桂枝麻黃

既知併病有未盡之表仍宜治表則凡屬帶表之陽明輒當視表邪所在之淺深以定法不得以小發其汗一語混同治之矣條中無一陽明證云陽明病者胃巳實而不更衣也陽明之脉必大今却兼遲兼浮陽明之證不惡寒法多汗今尚微惡寒無汗而喘是府中雖是陽明而經中全是太陽仍從解肌發汗例治以桂枝麻黃二湯經邪散而府中之壅滯亦通矣

二百四九

太陽與陽明合病者必自下利葛根湯主之

合病之證，凡太陽經之頭痛惡寒等，與陽明經之目疼鼻乾等，但見一證便是，不必悉具。併病亦如是看，仍須兼脉法斷之。

二百五十 太陽與陽明合病，不下利，但嘔者，葛根加半夏湯主之。

即此而推及於合病，有此有彼，俱不難準之以定治法。太陽與陽明合病者，太陽之惡寒發熱等證與陽明之喘渴胸滿等證同時均發，無有先後也。兩陽交應，驟盛於表，則裏氣暴虛，升降不及，故不利則嘔。治法只須解表，表解而裏自和，葛根湯從升，利則主之；嘔加半夏，所以降也。

三百五一 太陽與陽明合病，喘而胸滿者，不可下，麻黃湯主之。

張兼善曰：陽受氣於胸中，喘而胸滿者，陽氣不宣發，壅而逆也。

若前證不利不嘔，乃喘而胸滿者，則必表邪與經氣互結而盛，壅滯在上焦，胃陽虛而無復升降也。戒不可下者，上壅而不嘔，則下逆而不利可知。總緣經表之邪過實，主麻黃湯泄肺而通氣道，隨其實而奪之，表與經兩解，則逆者降而胃亦和矣。

二百五二
太陽病，項背强几几，反汗出惡風者，桂枝加葛根主之。

二百五三
太陽病，項背强几几，無汗惡風者，葛根湯主之。

項背强几几五字連讀，上半身成硬直之象，太陽

項背強几几者，太陽之脈濟而連及陽明之經也。此條無嘔與利，亦主葛根者，邪總在二陽之經，下利者既非裡虛，不利者亦非裡實，裡反屬標，表反屬本。二百五四

病有此經邪壅盛，不盡在表可知。經曰：胸者背之府也。府邪稍露端倪，知勢已連及陽明，故雖汗出惡風之中風，即不得不於桂枝湯内加葛根；而無汗惡寒之傷寒，即不得不易麻黃湯爲葛根湯矣。葛根能宣陽益陰，清解胃中邪熱，太陽藥中用之，所以達陽明而伐之於早也。

太陽病，寸緩，關浮，尺弱，其人發熱汗出，復惡寒，不嘔，但心下痞者，此以醫下之也。如其不下者，病人不惡寒而渴者，此轉屬陽明也。小便數者，大便必鞕，不更

則屬陽明已歸胃矣不成下證者未經汗吐下表不奪其津液裡燥終不結寔陽明自不能成其爲陽明耳

衣十日無所苦也渴欲飲水少少與之但以法救之渴者宜五苓散

太陽陽明表有未罷宜從證辯之矣尤須辯其脉如病在太陽得寸緩關浮尺弱之脉不爲不如經也發熱汗出復惡寒不嘔表證現在不甚有關於裏也此而心下痞得之誤下太陽中自有成法可無議也至如痞證不因誤下而成考之外證復不惡寒而渴其爲轉屬陽明無疑矣陽明而見寸緩關浮尺弱則爲不及之診不及則小便數小便數

乜不更衣見有表證表脈便能消潤水穀不致成寔故日數雖多總無讝語潮熱等胃寔證可作徵驗也

則大便必鞕鞕因津液偏滲所致非有實邪在胃雖不更衣十日總無熱攻腸胃或滿或堅之苦唯是津液不能上朝渴欲飲水但於與水間救之以法耳法者何不可不與不可多與也與後復渴者水多則停也則五苓散又不在陽明禁例所以然者寸緩關浮尺弱在太陽爲如經在陽明爲不及也

二百五五 陽明中風口苦咽乾腹滿微喘發熱惡寒脉浮而緊若下之則腹滿小便難也

下後之腹滿，正氣虛而邪氣益塡，祠前證之腹滿，僅爲風熱所壅者，留而難去矣。

不寧此也，又有陽明受病之時，兼具他經乘入者，其治法更難從陽明定例也。陽明中風，此風爲邪風該寒在内，謂經到陽明，重復中有表邪，故陽明之熱爲太陽之寒所持，於是熱鬱而有口苦咽乾腹滿微喘之證；太陽寒在表，於是重復發熱惡寒脉浮而緊也。風盛氣壅，大便縱難，實非下證，下之則病在陽明太陽之經者，累及陽明太陽之府，故腹滿小便難，以外邪乘虛内陷，而津液且亡也。邪到陽明，已爲萬物所歸，重受表邪，則所歸之氣俱從陽明彿欝所以三陽之證俱見其間腹滿一證兼屬太陰藏受府氣而爲熱滿也腹滿則大便必難故以下爲戒或謂此條與太陽大青龍證同太陽以風寒持其營衛故有煩躁證而無腹滿證此以風寒持住陽明故有腹滿證而無煩躁證然口苦咽乾而喘實與煩躁同其機兆也

二百兵六

陽明病脉浮而緊咽燥口苦腹滿而喘發熱汗出不惡寒反惡熱身重若發汗則燥心憒憒反讝語若加燒針必怵惕煩躁不得眠若下之則胃中空虛客氣

前條有發熱惡寒證。故曰陽明中風。此條不惡寒反惡熱。故曰陽明病。

動膈。心中懊憹。舌上胎者。梔子豉湯主之。若渴欲飲水。口乾舌燥者。白虎加人參湯主之。若脉浮。發熱。渴欲飲水。小便不利者。猪苓湯主之。

二百五七

陽明病。汗出多而渴者。不可與猪苓湯。以汗多。胃中燥。猪苓湯復利其小便故也。

發熱以上與前同。而汗出。不惡寒。反惡熱。身重。則皆陽明之見證。蓋以陽明之經氣較盛。則乍到之表邪不能敵其熱。熱多寒少。故亦有不惡寒反惡熱者。其實與前同其感受也。治宜雙解。用及辛凉

據脉可汗證則不可汗據證可下脉則不可下加以咽燥口苦腹滿而喘依稀三陽合病溫針益壯火而消陰矣故三治俱爲犯經

之劑單表單裏俱不可故著汗下燒針之逆以示禁汗則胃實燒針則損陰下則胃虛邪客證因誤治而變壞難爲一定之法故有梔子豉等湯之不同所謂視其脉證知犯何逆以法治之也熱在上焦故用梔子豉湯熱在中焦故用白虎加人參湯熱在下焦故用猪苓湯寒邪閉熱在經傷氣耗津必甚三治酌量只是趨涼避燠化氣回津以無惡寒證即緊脉不須照顧也汗多胃中燥指陽明裏證已成者言猪苓湯之治與太陽五苓散頗同在

太陽爲寒水氣化不避桂术者從寒也在陽明爲燥土氣化改桂术爲滑石阿膠者從燥也處方至此已屬精微猶復以利小便爲暴液亡汗者禁則知證在陽明兢兢以保津液爲第一義矣

陽明中風脉弦浮大而短氣腹都滿脇下及心痛久按之氣不通鼻乾不得汗嗜臥一身及面目悉黄小便難有潮熱時時噦耳前後腫刺之小差外不解病過十日脉續浮者與小柴胡湯脉但浮無餘證者與麻黄湯若不尿腹滿加噦者不治

此條證以不得汗三字爲主蓋風熱兩壅陽氣重矣怫鬱不得越欲出不得出欲入不得入經縷被擾無所不至究竟無宣泄處故見證如此刺法從經脉中泄其熱耳其風邪被纓者固未去也故紆而緩之乃酌量于柴胡麻黄二湯間

此條所中之氣兼有溫邪在內故脉弦浮大裏陽爲表陽閉遏萬物所歸之經氣阻塞不通怫之極則擾之極故卒難用治唯照依內經刺熱篇中之刺法泄去其熱此刺不專爲耳腫設小差外不解者內勢漸殺所不解者外不得汗仍潮熱耳猶須俟過十日者恐小差之熱勢去之未盡不無因升發之藥而復盈也脉續浮者尚挾弦大之浮熱未能盡去也故用小柴胡湯雙解之脉但浮者減去弦大之浮不得汗之外無餘證也故用麻黄獨表

以通其久閉總是要得汗耳。

不尿腹滿加噦，胃氣已竭，而三焦不復流通，邪亦無出路矣。

之不尿腹滿加噦俱指刺後言非指用柴胡麻黃後言刺之而諸證小差唯此不差噦且有加則府熱已經攻藏而穀氣垂亡不治之勢已成雖小柴胡湯麻黃湯不必用矣此證之用麻黃湯頗同太陽篇中陽氣重故也一條之麻黃湯彼用之於衄血後此用之於刺血後皆是熱已出而汗尚未得耳

二百五九

三陽合病。脉浮大上關上。但欲眠睡。目合則汗。

外此則有三陽合病之證陽明居中土也萬物所

二百六十

歸大爲陽明主脉太陽以其脉合故浮大上關上從關部連上寸口也少陽以其證合故但欲眠睡目合則汗但欲眠爲膽熱盜汗爲半表裏也此條原論入少陽篇配入下條當是有汗則主白虎無汗則主小柴胡湯也

三陽合病腹滿身重難以轉側口不仁而面垢譫語遺尿發汗則譫語下之則額上生汗手足逆冷若自汗者白虎湯主之

若前證見腹滿身重者陽盛於經裏氣莫支也口

三陽合病。俱是經與經合。若陽明之經。與太陽之表合。則爲麻黄湯證矣。至于陽明少陽合病。而有大承氣湯證者。以其中無太陽。故又可酌負順而爲下法也。

不仁讝語者。熱淫布胃。氣濁識昏也。此是陽明主證。而少陽之合。則見面垢證。風木動而塵棲也。太陽之合。則見遺尿證。膀胱熱而不守也。凡陽盛者陰必虛。而熱盛者氣更傷。汗則傷氣。讝語者胃愈涸也。下則傷陰。額上生汗者。陽無依而上越也。手足逆冷者。陰被奪而熱深厥深也。內燥外寒。陰脈將絕。血不內守。氣將安附。危證成矣。計唯化熱生津。從陽分清回陰氣。使氣淸則液布。固白虎湯之職也。胃熱祛而肺金肅。水亦溉自高原矣。前證但

二百六一

王肯堂曰陽明[illegible]胃家實也今便溏而言陽明病者謂陽明外證身熱汗出不惡寒反惡

可主之以議治議救若果津液已枯不復有汗白虎更難用也

陽明病發潮熱大便溏小便自可胸脇滿不去者小柴胡湯主之

外此雖太陽已罷而少陽忽爾攙入陽明者亦不可作陽明處治如得陽明病而發潮熱似乎胃實之徵矣但胃實之潮大便必鞕而小便自赤澁今太便溏小便自可是熱雖盛非入府之熱也再以胸脇徵之凡糞溏者氣自降氣不降而胸脇滿明

熱也。

上焦不通則胃衛不布而津液不得流通以致熱氣在中此胃氣不和之由也。

是木來剋土故陽明少陽之證兼見小柴胡湯主之升木即所以鬆土也。

二百六三

陽明病脇下鞕滿不大便而嘔舌上白胎者可與小柴胡湯上焦得通津液得下胃氣因和身濈然而汗出解也。

前證不但大便溏爲未實即使不大便而却與脇下鞕滿之證兼見則非關下焦之不通也緣木氣欝於土中不能升發是爲上焦不通上焦不通則氣不下降故不但滿而且嘔上焦既窒則津液爲

脇下鞕痛不大便而嘔自是大柴胡湯證其用小柴胡湯者以舌上白胎猶帶表寒故也若胎不滑而濇則所謂舌上乾燥而煩欲飲水數升之謂熱已耗及津液此湯不可主矣

熱搏結徒熏蒸于膈上不得下滋于胃府故舌上白胎而不大便白胎雖不遠于寒然津結終不似寒結之大滑推其原只因上焦不通夫不通屬下焦者從導不通屬上焦者從升小柴胡湯主之達上中之木而順其性使上焦得通則津液得下胃氣因和諸證皆愈矣上焦得通照脇下鞕滿言津液得下照舌胎與嘔言胃氣因和照不大便言因字宜看見陽明病不必治陽明而陽明無不可因之治也身濈然汗出者陽明病多汗室則汗不得

越一通之而津液不窒自能四布矣○上條陽明病從潮熱上見此條陽明病從不大便上見

二百六三

陽明病心下鞕滿者不可攻之攻之利遂不止者死利止者愈

從前諸證非兼太陽即兼少陽陽明裏證未具故不必戒攻而只隨證施治可得其條目至若攻勢雖具有不可攻者尤不妨歷歷指之純見陽明病而心下鞕滿不兼乎胸脇似可攻矣不知陽明入裏不但軀殼間肌肉層分而高下部胸腹署列令

心下鞕滿者邪聚陽明之膈膈部三陽均得而主之者也況人身陽氣盈歉各有分數膈實者腹必虛氣從虛閉亦見陽明假實證攻之是爲重虛關防盡徹必至漏底而死其止而愈者則以下關之徹侥倖得閉善治者不當以一死慱此侥倖矣

二百六十四 傷寒嘔多雖有陽明證不可攻之

不止此也陽明以下行爲順嘔多則氣逆逆則中焦氣徹不能下達亦令大便閉誤攻則下虛而上愈逆膈噎反胃之荄種此矣

陽氣歸裡尚有遺處便非下候如此可先行歛法上者歛之下外者歛之入原野無邪方可奪之于室

二百六五 陽明病面合赤色不可攻之必發熱色黃小便不利也

面合赤色者由胃熱上行怫鬱在經也氣滯于經者液不達于府胃失潤或亦見陽明裏實證一攻之截熱于外而耗液于裏胃氣燥而成瘀矣濕瘀能致黃燥瘀亦能致黃此從攻後兼發熱證當是熱阻于肌膚之間不能歸裏液鬱成黃故不言發黃只言色黃

二百六六 太陽病三日發汗不解蒸蒸發熱者屬胃也調胃承

表熱未除，而裡熱已待，病勢久蘊于前矣，只從發汗後一交替耳。凡本篇中云太陽病，云傷寒而無陽明病字者，皆同此病機也。要之脉已不浮而大可必。

氣湯主之。

不可攻之證，前條頗經指明矣，至於可攻之陽明又有分數焉，則于三承氣間，各宜應可而施也。太陽病三日，經期尚未深也。何以發汗不解，便屬胃？蓋以胃燥素盛，故他表證雖罷，而汗與熱不解也。第徵其熱如炊籠蒸蒸而盛，則知其汗必連綿濈濈而來，此即大便已鞕之徵，故曰屬胃也。熱雖聚於胃，而未見潮熱譫語等證，主以調胃承氣湯者，於下法內，從乎中治，以其為日未深故也。

二百六七

成註云吐後邪氣不去胸中之邪下傳入胃壅而為實故生脹滿是又一解

傷寒吐後腹脹滿者與調胃承氣湯

吐法為膈邪而設吐後無虛煩等證必吐其所當吐者只因胃家素實吐亡津液燥氣不能下達遂成土鬱是以腹脹滿其實無大穢濁之在腸也調胃承氣湯一奪其鬱可耳

二百六八

太陽病若吐若下若發汗微煩小便數大便因鞕者與小承氣湯和之愈

吐下汗後而見煩證徵之於大便鞕固非虛煩者比然煩既微而小便數當由胃家失潤燥氣客之

使然胃雖實非大實也和以小承氣湯取其滋液以潤腸胃和也非攻也

二百六九 陽明病不吐不下心煩者可與調胃承氣湯

胃邪者土中濕火不下行則上蒸也

至若心煩較之微煩者似劇然未吐未下則津液無傷因不更衣而胃邪上壅非不足之煩有懊憹反覆顛倒之象則調胃即是調心曰可與調胃承氣湯見與之亦無碍也

二百七十 陽明病本自汗出醫更重發汗病已差尚微煩不了了者此大便必鞕故也以亡津液胃中乾燥故令大

便鞕。當問其小便日幾行。若本小便日三四行。今日再行。故知大便不久出。今爲小便數少。以津液當還入胃中。故知不久必大便也。

汗與小便。皆胃汁所釀。盛于外者。必竭于中。凡陽明病必多汗及小便利必大便鞕者職此重發陽明汗。必併病之陽明也。所以病雖差尚微煩不了了。所以然者大便鞕故也大便鞕者亡津液胃中乾燥故也。此由胃氣失潤。非關病邪。胃無邪搏津液當自復故第問其小便日幾行耳本小便日三四行指重發汗時言今日再行指尚微煩不了了時言觀一尚字知未差前病尚多今微剩此未脫然耳故祗須靜以俟津液之自還蓋攻之一字與病相當是奪燥氣以還津液稍不相當卽是奪津液以增燥氣故知燥氣有邪燥胃燥之不同若二燥俱未全而誤行攻法則滋溼生寒陰邪來犯害益難言矣

二百七一

陽明病自汗出若發汗小便自利者此爲津液內竭雖鞕不可攻之當須自欲大便宜蜜煎導而通之若

土瓜根及與大猪膽汁皆可爲導

此與上條同意總無病邪故也小便自利者津液未肯還入胃中也津液内竭而鞕故自欲大便但苦不能出耳須其有此光景時方可從外導法漬潤其腸腸潤則水流就溼津液自歸而還胃故不但大便通而小便亦從内轉矣蜜與土瓜根大猪膽汁皆可者勢因其便無煩難也二條總無胃熱證故雖小承氣調胃承氣俱在所禁

二百三 得病二三日脉弱無大陽柴胡證煩躁心下鞕至四

五日雖能食以小承氣湯少少與和之令小安至六日與承氣湯一升若不大便六七日小便少者雖不能食但初頭鞕後必溏未定成鞕攻之必溏須小便利屎定鞕乃可攻之宜大承氣湯

過此以下皆其巳屬胃實證而用大承氣湯者頗大承氣非輕用之劑而用之尤不可以無法故不特其證宜審而其脉尤宜審得病二三日指不大便言弱者大而弱也病進矣而脉不進腸胃雖燥而血自少也雖表邪盡去無大陽柴胡證裏邪告

小安二字，對煩躁言。

急有煩躁心下鞕證，正不可恣意于攻之一字也。此句以上截作一頭，下面分作兩脚。能食者，以結在腸間，而胃火自盛也，先以小承氣湯少少與之，和胃中之火，令少安，後以前湯增至一升，去腸中之結。既是小承氣矣，而又減去分數，接續投之，以弱脉之胃，禀素虚，而爲日又未久也。然而何不需之四五日後，以小便已利，不必需也。若前證不大便六七日，小便總是不利，則腸雖結而胃弱不能布水，水漬胃中，故不能食，非関燥屎在胃不能食

也攻之雖去得腸間之結早已動及胃中之水輒
反成溏矣須小便利者先行滲法也水去而輒乃
定故可攻以大承氣湯其不用小承氣湯者以爲
日已久弱脉不可久羈也

陽明病脉遲雖汗出不惡寒者其身必重短氣腹滿
而喘有潮熱者此外欲解可攻裏也手足濈然而汗
出者此大便已鞕也大承氣湯主之若汗多微發熱
惡寒者外未解也其熱不潮未可與承氣湯若腹大
滿不通者可與小承氣湯微和胃氣勿令大泄下

身重者，經脈有所阻也。表裡邪盛，皆能令經脈阻。

邪氣在表而喘者，滿或在胸而不在腹。此則腹滿而喘，知外欲解，可攻裡也。

遲者大而遲。其人素禀多陰也。故雖汗出不惡寒。其身必重。必短氣。必腹滿而喘。經脈濡滯。不能如陽脉之迅利。莫阻也。故邪雖離表。仍逗留不肯遽入裏。直待有潮熱。方算得外欲解。不然則身重短氣腹滿而喘之證。仍算外不算裏。在他人只潮熱證便可攻。而脉遲者。必待手足濈然汗出。此時陽氣大務。方是大便已鞕。方可主以大承氣湯。此脉不用小承氣者。以裏證備具。非大承氣不能伏其邪耳。若汗雖多而只微發熱惡寒。即不敢攻。即不惡寒而熱未潮亦不敢攻葢脉遲則行遲入裏頗艱難雖腹大滿不通勢急矣熱尚未全聚雖滿而不甚結只可用小承氣湯勿令大泄下總因一遲字遂尔斟酌如此觀遲字下雖字可見然遲脉亦有邪聚熱結腹滿胃實阻住經隧而成者又不可不知

二百十四

陽明病譫語發潮熱脉滑而疾者小承氣湯主之因與承氣湯一升腹中轉①失氣更服一升若不轉失氣勿更與之明日不大便脉反微濇者裏虛也爲難治

不可更與承氣湯也。

胃實脉以實大爲正苟非實大便須斟酌不但弱與遲也又如一陽明病已見讝語胃火乘心可知兼發潮熱邪盛而正氣乘旺方敢與爭可知脉復滑而疾非弱遲尚帶虛帶寒可知當從胃家實治誰不曰宜。不知滑疾雖陽盛之診。然流利不定。終未着實。主以小承氣湯尚在試法之列果轉失氣則知腸中有結屎因劑小未能遽下所下者屎之氣耳不妨更服以促之若不轉失氣并不大便。則胃中無物可知。微爲陽虛。澁爲液竭。脉反變此。則前之滑疾。乃虛陽泛上之假象。而今之微澁。乃裏氣大虛之眞形。其陽明病屬津液竭而閉。讝語屬虛陽不能自安而鄭聲。潮熱屬陽微僅得乘旺而暫現。正虛則邪愈實。難治者。此證須是補虛滋液以回陽氣。而苦寒畱中。無從布氣。須先泄去其藥。方可施治。無奈正氣已虛。又不可更與承氣湯也。

二百七十五

陽明病。潮熱。大便微鞕者。可與大承氣湯。不鞕者。不可與之。若不大便六七日。恐有燥屎。欲知之法。少與

微鞕對大滿痞言滿痛已自覺得但微而不大耳此

小承氣湯湯入腹中轉失氣者此有燥屎乃可攻之若不轉失氣此但初頭鞕後必溏不可攻之攻之必脹滿不能食也欲飲水者與水則噦其後發熱者必大便鞕而少也以小承氣湯和之不轉失氣者慎不可攻也

可見下法全憑乎脉脉稍參差雖下證備具猶防變證如上條是矣所以然者證有假而脉無假也脉果如經則陽明病只據潮熱一證便可放手用下法故不必大滿不通但大便微鞕者可與大承

等處用大承氣湯須知俱貫有陽明脈六四字在內

胃不實而攻之下燥未除中寒復起矣

氣湯矣其不可與者除非不鞕而溏耳若潮熱不見而脉有模糊豈特大便微鞕不可用雖不大便六七日亦須斟酌故有欲知燥屎之法脹滿不欲食飲水則噦緣其人腸雖燥而胃自虛攻藥苦寒傷胃故脹滿不欲食燥故欲飲水虛故與水則噦其後發熱者胃從燥氣復也未發熱之前槩不得大便可知大便雖因胃復而再鞕腸間反因下虛而愈燥故仍和以小承氣湯末二句乃咎從前失慎之意

二百卅六

陽明病，下之，心中懊憹而煩，胃中有燥屎者可攻，腹微滿，初頭鞕，後必溏，不可攻之。若有燥屎者，宜大承氣湯。

無燥屎者，不轉失氣也，秖倘梔子豉湯證。

陽明病下之，承上條言。未得欲知之法，輒用大承氣湯也，下之的當，邪應伏矣。若心中懊憹而煩者，此有二因，又須斟酌。其轉失氣者，有燥屎也，只因燥屎去之未盡，今則欲行不能行而攪作，再用大承氣湯以協濟前藥，使燥屎下而譬煩解。若腹微滿，不轉失氣者，此乃虛氣上逆而煩蒸，由前未欲

知之誤也初鞕後溏攻之必不能食而飲水則噦矣急止勿服末句乃申可攻句以决治意此二條一反一覆見不可不行欲知法

二百十七 病人不大便五六日繞臍痛煩躁發作有時者此有燥屎故使不大便也

即此而推及凡病攻法必待有燥屎方不為誤攻則所以驗燥屎之法不可不備求之無恃轉失氣之一端也病人雖不大便五六日屎燥未燥未可知也但使繞臍痛則知腸胃乾屎無去路故滯澀

六七八

在一處而作痛煩燥發作有時因屎氣攻動則煩躁發作攻動究不能去則又有時伏而不動煩躁此時亦不作以此徵之從有燥屎斷其不大便當無差矣何大承氣湯之不可攻也

太下後六七日不大便煩不解腹滿痛者此有燥屎也所以然者本有宿食故也宜大承氣湯

又即此而推之不獨未下可用大承氣即大下之後不妨重用之也以有六七日不大便煩不解腹滿痛之證乃燥屎之明徵也煩不解指大下後之

下後亡津液，亦能令不大便，脈煩有解時，腹滿不痛，可驗。

二百七九

燥屎爲病，見證多端，難以一二證拘，故歷三敘之。

證腹滿痛，指六七日不大便後之證，從前宿食經大下而棲泊於迴腸曲折之處，胃中尚有此，故煩不解，久則宿食結成燥屎，擋住去路，新食之濁穢總畜於腹，故滿痛。

病人小便不利，大便乍難乍易，時有微熱，喘冒不得臥者，有燥屎也，宜大承氣湯。

更即此而推及之，不特不大便宜用大承氣，即大便乍難乍易，亦不妨于用之也。燥屎阻住經輸，故小便不利，非津液偏滲者比也。小便不利，故大便作難作易者新屎得潤而流利難者燥屎不動而阻留況時有微熱喘冒不得臥莫非燥屎之明徵也屎燥胃乾三焦不通而菀熱非陽明邪盛之熱故微濁氣乘肺故喘濁氣乘心故冒冒者昏憒也濁氣乘膽故不得臥總是屎氣不下行上擾乎清道也時有者動則有伏則不有也可見無燥屎雖不更衣十日無所苦有燥屎不必盡不大便而可下下下不下可不講求其訣乎

二百八十　陽明病讝語有潮熱反不能食者胃中必有燥屎五

六枚也。若能食者。但鞕耳。宜大承氣湯下之。從前驗燥屎之法。不必盡屬陽明。陽明病驗燥屎之法。匪一轉失氣則自此之外。若讝語若潮熱皆必有燥屎而後可下乎。曰是不然。二證果兼則不能食者胃中必有燥屎五六枚。宜大承氣湯下之。即能食者但鞕亦大承氣湯下之。如前條所云陽明病潮熱大便微鞕者可與大承氣湯是也。蓋雜病在下其結。陽明病在下其熱。熱結亦能成實。不必屎結而實也。

内經曰。讝語者。氣虛獨言也。又難經曰。脫陽者見鬼。氣虛脫陽。皆得讝語。乱真甚矣。故此之鄭聲。須從實虛二字勘破。之方可闕去異同。此仲景立言之旨。何後人反將重語二字。作鄭声註腳。費盡多番摹擬鄭

二百八一

夫實則讝語。虛則鄭聲。鄭聲。重語也。

潮熱讝語雖鞕可下。則前條有所云讝語發潮熱。脉滑而疾者。獨非其證乎。何以一誤於小承氣。即爲難治。此則實虛二字。不可不講耳。緣潮熱一證。自有表裏之分。尚易辨別。若兼讝語。則讝語一證。有大實。亦有大虛。實者證與脉俱實。其發則名讝語。虛者。證雖實而脉虛。其發則名鄭聲。鄭聲與讝語。無異。以亂雅得名耳。其實鄭聲。即讝語之複辭也。疑似之間。最難顯然。必從證脉合參之。可下不

声遂多詖辭矣。

三百八三

直視讝語，尚非死證，即帶微喘，亦有脈弦者生一條，唯兼喘滿，兼下利，則真氣脫而難回矣。

可下，只在虛實二字取决，又不必泥定有燥屎無燥屎也，以後只言讝語不言鄭聲，欲人于虛寔內辯讝語，即于讝語內辯鄭聲，聲語間無甚歧異也。

直視讝語，喘滿者死，下利者亦死。

然則辯讝語者須辯其兼證，有如直視讝語人皆以爲陽熱證矣，然而神散則亂，亦令直視兼讝語而見，加以喘滿者，必從誤汗得來，故氣從上脫而死，加以下利者，必從誤下得來，故氣從下脫而亦死，此證之虛實宜辯也。

自和字，對短字言，猶未失陽明之長大脉也。不死者，尚得同下條津液外出胃燥便鞕一例也。

二百八三 發汗多，若重發汗者，亡其陽，譫語，脉短者死，脉自和者不死。

辯譫語者，尤宜辯其脉。發汗多之人，其陽已虛可知。重發汗而亡其陽，陽神無主，故譫語。脉短者死，陰來促陽也。脉自和者不死，陽絕于裡而氣猶未脫也。以誤汗而成譫語，即有短脉之死。若誤汗譫語，斷無和脉之不死可知。此脉之虛實宜辯也。

二百八四 陽明病，其人多汗，以津液外出，胃中燥，大便必鞕，鞕則譫③語。小承氣湯主之。若一服，譫語止，更莫後服。

實則譫語此實字即胃家寔之實字胃不寔便作虛看仲景已立柴胡桂枝湯以和榮衛通津液爲訓矣推之斑狂等證虛皆同有鄭聲之亂真處只前此一條可以該及

二百八五

譫語能從脉證間辯其虛則實邪似可無慮然虛家之譫語固曰亡陽實家之譫語亦因亡液以亡津液而得譫語則胃燥之譫語與胃實之譫語救法雖同而緩急微甚之間承氣不無議大小矣陽明病法多汗其人又屬汗家則不必發其汗而津液外出自致胃燥便鞕而譫語證在虛實之間故雖小承氣湯亦只一服爲率譫語止更莫後服者雖燥鞕未全除輒于實處防虛也

傷寒四五日脉沉而喘滿沉爲在裏而反發其汗津

喘而腹滿爲地裡今之喘滿上在上也持以脉沉斷爲在裡

百八六

液越出大便爲難表虛裏實久則讝語

傷寒四五日脉沉而喘滿沉者大而沉也雖喘滿尚帶三分表證然沉脉巳爲在裏宜從併病例小發其汗而反正發其汗以致津液越出大便爲難當將未必讝語迨喘滿去而表虛大便難而成實久則讝語矣夫實則讝語自是大承氣湯證而乃鈌其治者以此實從帶表而來尚有微甚之斟酌也

汗出讝語者以有燥屎在胃中此爲風也須下之過

之汗非胃蒸之汗而風邪之汗此處之燥屎非熱燥而風燥胃中挾有宿昔之表邪所謂風家也故須過經乃可下之

經乃可下之下之若早語言必亂以表虛裏實故也下之則愈宜大承氣湯

讝語必因汗後胃中已燥而成此于汗出之時即挾讝語而來此係胃風之證在胃中先經耗液已成燥屎後乃見之於表而見汗出證故汗出即讝語以表虛裏實故也句宜安在乃可下之句下燥屎須下風家須過經乃下所以然者待表虛裏實故也表虛者表罷之謂下之若早語言必亂裏氣虛而讝語變爲鄭聲矣下之則愈宜大承氣湯見

過經即不難放手也。

傷寒。若吐。若下後。不解。不大便五六日。上至十餘日。日晡所發潮熱。不惡寒。獨語如見鬼狀。若劇者發則不識人。循衣摸牀。惕而不安。微喘。直視。脉弦者生。濇者死。微者。但發熱讝語者。大承氣湯主之。若一服利止後服。

傷寒若吐若下後津液亡而邪未去盡故不解。燥氣從邪。反結爲實。故不大便五六日上至十餘日。從前宜再用大承氣湯。蕩盡邪燥。以安津液。法不

若吐若下後不解由其人風邪在胃而成燥未經發汗輒吐不待過經即下津液暴亡風燥之留中者益錮搏及胃陽且久陰先竭矣故一發輒劇而成危候

出此胃氣生熱其陽則絕陽絕者無餘陰以和之也故諸所見證莫非陽亢陰絕孤陽無依而擾亂之象弦濇皆陰脉弦脉猶帶長養濇脉已成涸竭生死以此斷之微者但發熱讝語仍是邪燥結實而已陰未全竭大承氣湯主之所以去燥結也燥結去陰氣自復故利利而再服則通陰者大承氣而奪陰者即大承氣故止後服亡陽必多汗此證偏無汗故爲亡陰

二百八八

陽明病發熱汗多者急下之宜大承氣湯

大承氣湯雖有去實滿去燥熱之不同總之爲救

此等之下，皆為救陰而設，不在奪實。奪實之下可緩，救陰之下不可緩。

津液而設，則緩急之勢，亦宜視津液而斟酌矣。陽明病有身熱證，無發熱證，發熱而復汗多，陽氣大蒸於外，慮陰液暴亡于中，雖無內實之兼證，宜急下之以大承氣湯矣。

不急下，防成五實。經曰：五實者死。

二百八九　發汗不解，腹滿痛者，急下之，宜大承氣湯。

發汗不解，津液已經外奪，腹滿痛者，胃熱遂爾迅攻，邪陽盛實而瀰漫，不急下之，熱毒裹蒸，糜爛速及腸胃矣。陰虛不任陽填也。

表虛裏實，于此已的，故須急下。

二百九十　腹滿不減，減不足言，當下之，宜大承氣湯。

此與脉浮而芤脉浮而濇二條参看雖皆陽盛之病實由平素之陰虚致之此以證驗彼以脉驗

二百九一

因邪勢盛實故雖下之而腹滿如故即減去一二分筭不得減下之不妨再下雖不在急亦當減盡乃爲眞陰得復陽邪不至再集耳

傷寒六七日目中不了了睛不和無表裏證大便難身微熱者此爲實也急下之宜大承氣湯

前兩證急下者以其勢之急故下之急不知勢之緩亦有下之不得不急者如目中不了了睛不和一證是也緣目與睛營于腎中之水六七日見此知腎中眞水爲胃陽所吸竭者非一旦夕矣雖外

目中不了了精不和者陰氣內奪也

無陽熱證內無鞕痛脹滿證只是大便難身微熱據此便斷爲實也若非急下則津枯于腎藏較前條之津越于外津結于內者更難復以土之尅水是爲賊邪陽明病之勢雖緩腎病急矣

二百九二

二陽併病太陽證罷但發潮熱手足漐漐汗出大便難而讝語下之則愈宜大承氣湯

病有只據目下不據從前者必從前證盡罷轉屬例同此

外此則有二陽併病之證雖前此尚兼太陽今則太陽證罷而已盡併陽明成胃實證大承氣湯下之無追議矣

言
之二

滑爲陰實之診。陰字只當裡字看。

陽明少陽合病，必下利，其脉不負者，順也。負者，失也。互相尅賊，名爲負也。脉滑而數者，有宿食也，當下之，宜大承氣湯。

○外此則有陽明少陽合病之證，必見下利，以土中乘木疏泄之令，妄行于陽明也。見滑數之脉，爲不負爲順；見弦直之脉，爲負爲失。以證已下利，而脉中更見木邪，證脉互相尅賊，胃氣虛而土敗，故名爲負。若見滑數，是爲水穀有餘之診，緣食入于胃，散精于肝，淫氣於筋，土邪盛而無木制，反不能輸化水穀。以致宿食留中。通因通用。宜大承氣湯平其敦阜矣。

二百九四

傷寒十三日不解。過經。讝語者。以有熱也。當以湯下之。若小便利者。大便當鞕。而反下利。脈調和者。知醫以丸藥下之。非其治也。若自下利者。脈當微厥。今反和者。此爲內實也。調胃承氣湯主之。

下利可下并可因此而例及過經不解之證矣。讝語爲胃實不應下利。下利爲虛脈不應調和。今皆互而有之。知未下利之先。胃有其實熱也。胃熱則

丸藥熱而有毒已攻下焦必虛熱遺中焦必實

屎燥當以湯盪除其熱爲合法若未下以湯亦只有譫語證何至小便利大便當鞕而反下利下利而脉復調和調和對下微字看仍陽明如經之大脉也脉證不協知醫下以丸藥下焦之関閘徒虛胃中之燥屎仍在所以下利兼見譫語顧下利譫語亦有亡陽而屬虛寒者要之脉微肢厥可辨今反和而如經知液以下利而愈乾屎以液乾而愈燥邪熱斂內而爲實無疑也雖屬大承氣湯證而關閘已傷只宜和以調胃承氣湯耳

陽絕於裏者燥從中起陽氣閉絕於內而不下通也下條其陽則絕同此

二百九五 脉陽微而汗出少者爲自和也汗出多者爲太過陽脉實因發其汗出多者亦爲太過太過爲陽絕於裏亡津液大便因鞕也

合而論之三陽明證皆由胃家實得之而其來路實始于太陽則病在太陽便宜爲三陽明家惜及津液矣胃家實者其人納多出少毋論陽脉微陽脉實俱以汗出少爲自和汗出多爲太過陽絕于裏者孤陽獨治無陰液以和之大便因鞕而成內實證則不得不用大承氣湯矣咎在過亡津液也

二百九六 浮芤為亡血矣精診中空故也茲以有陽無陰而見空治宜通其陽以瀉火火瀉則陰生而精填與前條脉寬大便因鞕者異看○胃氣生熱此為芤熱

二百九七

脉浮而芤浮為陽芤為陰浮芤相搏胃氣生熱其陽則絕

若發汗利小便巳胃中燥煩熱大便難者其人血液素少一遇傷寒脉浮而芤矣浮為陽陽盛于外芤為陰陰空于中二脉互結胃氣生熱而有不更衣之證其陽則絕者陽氣自成阻絕陰氣不得通亦曰胃家實也

趺陽脉浮而濇浮則胃氣强濇則小便數浮濇相搏大便則難其名為約麻仁丸主之

校注

①失：校本作『矢』。下同。

②胃：校本作『热』。

③□□：底本此二字残损，校本作『讝语』。

傷寒論後條辯卷之八

新安程應旄郊倩甫條註

辯陽明脉證篇第二

陽明府病有熱無寒陽明經病寒熱互具顧其寒也非太陽之寒太陽之寒鬱即成熱此則胃中虛冷所致無轉熱證也其熱也亦非太陽之熱太陽之熱罷即入裏此則瘀熱在裏不罷亦不入也故雖有中風中寒之名總非營衛受邪寒熱實虛之間自本乎中氣故特以能食不能食辨病因雖有

潮熱盜汗證宗不作裏實推測寒則同三陰治例四逆湯吳茱萸湯可用熱則隨證定法以和解總不在攻下之例一破世人按日求府據熱議攻之誤故於末二條特示所戒所法焉

三百六八

陽明病若能食名中風不能食名中寒

陽明府病歸一之病也只須來路清楚縱不清楚自現表證統曰帶表而已陽明經病不一之病也前不必有所傳後不復有所歸在表既無頭痛惡寒證則非太陽之表在裏又無燥堅裏實證則并

論中總無中寒字獨此處見之猶云風與寒自內得也

非陽明之裏錯綜之邪從何辨之辨之於本因之寒熱耳本因有熱則陽邪應之陽化穀故能食就能食者名之曰中風猶云熱則生風其實乃瘀熱在裏證也本因有寒則陰邪應之陰不化穀故不能食就不能食者名之曰中寒猶云寒則召寒其實乃胃中虛冷證也寒熱於此辯則胃氣之得中與失過於此驗非教人於能食不能食處辯及中風中寒之來路也

二百九九 陽明病脉浮而緊者必潮熱發作有時但浮必盜汗

有太陽證二脉自緊以太陽若陽明有此緊非表寒而裡寒浮非表虛而裡虛矣故後條有與浮共併脉緊則愈脉浮而遲表熱裡寒之示因抵出潮熱盜汗二證見非陽明脉大之潮

出

以能食不能食辨風寒固可得陽明經病寒熱虚實之大槩矣猶恐證候狐疑不無有經病混入府病之處則更須從脉辯之如既云陽明病自無大陽寒傷營風傷衛之表證可知何至有浮而緊與但浮之表脉也其脉浮而緊者緣裏伏陰寒擊陽於外故也陰盛陽不敢爭僅乘旺時而一爭故潮熱發作有時也但浮者胃陽虚而中氣失守也脉則陰氣盛陽益不能入而盜汗出也夫潮熱汗出

熱盜汗莫要被他惑了

皆陽明裏實證而今屬之虛寒則於其脉辯之更可互參及能食不能食之内法也

三百

陽明病脉遲食難用飽飽則微煩頭眩必小便難此欲作穀疸雖下之腹滿如故所以然者脉遲故也

脉證互參則凡陽明經病之有虛寒有瘀熱可一一指出之矣如陽明病脉遲遲爲寒寒則不能宣行胃氣故非不能飽特難用飽耳飢時氣尚流通飽即填滯以故上焦不行而有微煩頭眩證下脘不通而有小便難證小便難中包有腹滿證在内

熱畜成黄之腹滿下之可去此則穀氣不得宣洩屬胃氣虛寒使然下之益虛其虛矣故腹滿如故

欲作穀疸者中焦升降失職則水穀之氣不行鬱黷而成黄也曰穀疸者明非邪熱也下之兼前後部言茵陳蒿湯五苓散之類也曰腹滿如故則小便仍難而疸不得除可知再出脉遲欲人從脉上悟出胃中冷來

三百一

陽明病若中寒不能食小便不利手足濈然汗出此欲作固瘕必大便初鞕後溏所以然者以胃中冷水穀不別故也

胃中冷小便難能作穀疸小便不利亦能作固瘕

此之手足濈然汗出者。小便不利所致。水遊非胃蒸也。固瘕者固而成癖。水氣所結。其腹必有响聲。特以結在胸。爲水結胸。結在腹。爲固瘕。陰陽冷熱攸別。

穀疸雖腹滿不可攻。固瘕雖大便鞕不可攻。又如陽明病其人中氣素寒則胃中寒氣令且為經邪所苑既不能腐熟水穀又不能宣行津液故不能食而小便不利經中陽氣不能內達自爾外蒸故手足濈然汗出也凡手足濈然汗出者津液既越大便必鞕令雖鞕只積寒而作固瘕津液不亡也不待攻而且初鞕後溏敢攻之乎水穀不別屬溼熱偏滲者多此點出胃中冷欲人知病本於寒宜從寒治不在利小便也不能食之外無他證輒以攻熱爲戒幸世人勿以胃火二字浪加陽明也。

三百二　陽明病，不能食，攻其熱必噦。所以然者，胃中虛冷故也。以其人本虛，故攻其熱必噦。

能食不能食，可以辨人之中氣，則凡不能食者，統屬胃中虛冷之故。雖有陽明經分之熱，不可攻之矣。攻藥不遠寒，虛寒相搏，必噦。胃陽被傷故也。本虛以平素言，熱以陽明病言，有本則凡病之來，雖有熱邪，俱宜標視之。陽明且然，他經益可例矣。

三百三　陽明病，法多汗，反無汗，其身如蟲行皮中狀者，此以久虛故也。

胃主肌肉實則為痛虛則為癢繇

三百四

陽明病陽氣充盛之候也故法多汗今反無汗胃陽不足其人不能食可知蓋汗生于穀精陽氣所宣發也胃陽既虛不能透出肌表故怫鬱皮中如蟲行狀虛字指胃言兼有寒久字指未病時言

陽明病反無汗而小便利二三日欬而嘔手足厥者必苦頭痛若不欬不嘔手足不厥者頭不痛

陽明病反無汗陽虛不必言矣而小便①陽從下泄中誰與溫積之稍久胃中獨治之寒厥逆上攻故二三日欬而嘔手足厥一皆陰邪用事必苦頭

痛者陰盛自干乎陽其實與陽邪無涉頭痛者標欵嘔手足厥者本條中有一嘔字不能食可知

食穀欲嘔者屬陽明也吳茱萸湯主之得湯反劇者屬上焦也

食穀欲嘔者納不能納之象屬胃氣虛寒不能消穀使下行也曰屬陽明者别其與少陽喜嘔之兼半表太陽乾嘔不能食之屬表者不同溫中降逆爲主吳茱萸湯是其治也得湯反劇者寒盛格陽不能下達再與吳茱萸湯則愈曰屬上焦者不欲

言六　言乙

人以此狐疑及中焦之陽明變易其治法耳

脉浮而遲表熱裏寒下利清穀者四逆湯主之若胃中虛冷不能食者飲水則噦

脉浮[2]發熱口乾鼻燥能食者則衄

合諸前條推之凡屬中寒者只宜溫在裏之寒不宜顧在表之熱矣但須以脉辨之脉浮而遲浮爲陽知邪熱之蒸發在表遲爲陰知虛冷之伏陰在裏但見下利清穀一證雖病在陽明不妨從三陰例溫之以四逆湯矣既已溫之或有溫之不及與

無根失守之火遊于咽嗌間故欲飲水胃陽未復故噦。

脉浮發熱口乾鼻燥是從四逆湯中挽出陽明證來從前飲水尚是假陽明。

温之大過則仍於能食不能食之間辨之若胃中虛冷未回自是不能食雖經熱得四逆轉增燥欲得水然水入爲胃寒所擊氣逆則噦矣雖下利清穀止仍宜温也若脉不遲但浮不但表熱更發熱裏寒已去可知口乾鼻燥經熱上升可知其人能食則胃陽已回必衂衂則解縱有不解稍用清涼盖在太陽既有先温其裏後攻其表之法則在陽明自應有先温其裏後解其經之法矣

陽明病但頭眩不惡寒故能食而欬其人必咽痛若

三百九

或謂胃氣主嘔肺氣主欬此不盡然胃家有寒有熱亦皆能令欬毋病及子也

不欬者咽不痛。

陽明以下行爲順逆則上行故中寒則有頭痛證中風則有頭眩證以不惡寒而能食知其鬱熱在裏也寒上攻能令欬其欬兼嘔故不能食而手足厥熱上攻亦令欬其欬不嘔故能食而咽痛以胃氣上通于肺而咽爲胃府之門也夫咽痛惟少陰有之今此以欬傷致痛若不欬則咽不痛況更有頭眩不惡寒以證之不難辨其爲陽明之鬱熱也

陽明病初欲食小便反不利大便自調其人骨節疼

奄然發狂濈然汗出者陽氣勝也

翕翕如有熱狀奄然發狂濈然汗出而解者此水不勝穀氣與汗共併脉緊則愈

陽明胃强秪成鬱熱即有中寒亦從熱化而得解可無慮也初欲食者胃氣未嘗爲病奪也小便雖不利而大便自調更非初鞕後溏者比緣胃中不冷寒不能中而只在經絡間故脉不遲反緊若其人骨節煩疼翕翕如有熱狀奄忽發狂者此則經絡間之寒邪將欲還表而作汗故先見鬱蒸之象也水以小便言穀氣以欲食言前此水與寒併故

小便不利其人穀氣現強水不能勝當併出於汗得汗則寒自解曰脉緊則愈者言脉緊者得此則愈也

陽明病發熱汗出者此爲熱越不能發黄也但頭汗出身無汗劑頸而還小便不利渴飲水漿者此爲瘀熱在裏身必發黄茵陳蒿湯主之

外此則陽明更多鬱熱證但責以汗出不徹與汗多入裏之熱不同俱不妨隨證定治也發熱汗出此爲熱越有二證一則病人煩熱汗出則解是也

一則津液越出大便爲難是也俱非發黃證今則頭汗出身無汗劑頸而還足徵陽熱之氣鬱結於內而不得越故但上蒸于頭頭爲諸陽之首故也氣不下達故小便不利府氣過燥故渴飲水漿瘀熱在裏指無汗言無汗而小便利者屬寒無汗而小便不利者屬溼熱兩邪交鬱不能宣泄故會而發黃解熱除鬱無如茵陳梔子清上大黃滌下通身之熱得泄何黃之不散也

二百十一

陽明病無汗小便不利心中懊憹者身必發黃

可見熱不越則停溼溼者水氣也水得熱而薫心故心中懊憹土鬱不宣足徵矣身必發黃

三百十二 陽明病被火額上微汗出小便不利者必發黃

被火則土遭火逼氣蒸而炎上益甚汗僅微見於額上津液被束無復外布與下滲矣溼熱交蒸必發黃二證雖水畜火攻不同然皆瘀熱在裏之因也

三百十三 陽明病下之其外有熱手足溫不結胸心中懊憹飢不能食但頭汗出者梔子豉湯主之

表邪不盡陷入故外有熱外有熱者由胃家素熱燥氣故雖病及陽明總不入府

三百十四

胃熱者經熱也經熱而府寒熱不能下達則循經逆

陽明病熱已入裏手足不但溫而且濈然汗出方成下證若下之其外有熱手足溫自是誤下陽明之經病雖不同太陽誤下致邪陷入裏之結胸證却已同太陽誤下致陽擾及胸之心中懊憹證矣胃虛熱格故飢不能食熱鬱氣蒸故但頭汗出梔子豉湯吐之治無異於太陽之從高分也

陽明病口燥但欲漱水不欲嚥此必衄

外此則有衄血之證陽明爲多血之經而其脉起於鼻故熱甚則血妄行而由鼻出也口燥者口爲

上而出自肺竅矣不從口出者府寒故也

言
十五

胃竅胃熱則燥也漱水者自欲滌熱也不欲嚥者血得冷則凝血已離經而自畏凝也凡熱病得衄則解誤以寒凉遏之則變證反起不可不知

陽明病其人喜忘者必有畜血所以然者必有久瘀血故令喜忘屎雖鞕大便反易其色必黑宜抵當湯下之

外此則有畜血之證太陽循經有畜血陽明無血證乃有病而喜忘者其人素畜血而令熱邪奏之也血畜於下則心竅易塞而識智昏故不譾則征

不狂則忘忘字包有妄字在內應酬問答必失常也病屬陽明故屎鞕血與糞併故易而黑張隱菴曰太陽之氣起于膀胱故驗其小便陽明之氣本於腸胃故驗其大便焉不用桃核承氣湯用抵當湯者以久瘀故也

三百十六

陽明病下血讝語者此爲熱入血室但頭汗出者刺期門隨其實而瀉之濈然汗出則愈

外此則有熱入血室之證蓋下血則經脉空虛熱得乘虛而入其室故讝語以血室雖衝脉所屬而

綽曰奪汗則無血而陰血則不可發汗故以刺法奪之

三百十九

心君實血室之主人也室被熱擾其主必昏但頭汗出者血下奪則無汗熱上擾則汗蒸也刺期門者熱入陰分實在陰隨其實而瀉之則榮氣和而心氣下通故濈然汗出而解

病人無表裏證發熱七八日雖脉浮數者可下之假令已下脉數不解合熱則消穀善飢至六七日不大便者有瘀血也宜抵當湯若脉數不解而下利不止必協熱而便膿血也

可見陽明一經不繫府邪毋論寒證不可下即熱

證亦不可下奈何今之醫者不然不論病人表裏
不罷裏全未全但見發熱七八日雖脉浮數者以
爲可下之矣不知發熱脉浮邪渾在表豈可計日
妄下故一下而變證各出脉數不解則是表熱與
膈熱相合上焦被熱熱勢必傳爲膈消而成消渴善
飢之證若六七日不大便熱併腸胃也中焦結燥
而成畜血抵當湯之證若脉數不解而下利不止
熱侵陰分也下焦摶溼而成協熱便膿血之證隨
其熱勢所至而變證紛紜若此究其由來豈非證

之與脉不加詳察而徒計日誤下之過哉

二百十八

病人煩熱汗出則解又如瘧狀日晡所發熱者屬陽明也脉實者宜下之脉浮虛者宜發汗下之與大承氣湯發汗宜桂枝湯

無已則舉一病以對勘之使其知所誤而得取法焉如病人煩熱已經汗解視前條之發熱尚有表者不倂矣又如瘧狀日晡所發熱視前條之全無裏證者不倂矣據證已屬陽明下之可無誤下乎雖然未也不可不辯其脉脉實則宜下脉浮虛尚

須知陽明脉大四字是陽明病徹始徹終眼目凡錯舉他脉或違或合皆是照拂此大字也大者大而寔也

須汗同一證而大承氣湯與桂枝湯之殊其制如此況脉浮數而發熱則有表無裏徒以六七日之故而妄爲可下消穀善飢諸變證層見疊出誰之咎哉是知陽明一經有其來路與其屬路即在本經更有其府病與其經病在經病中又有其熱因與其寒因毫釐千里是所望于醫者諦而又諦矣故于篇末出此二條使治陽明者其亦知所禁夫其亦知所法夫

陽明病欲解時從申至戌上

土所畏者木也。得申酉之金子以復母仇。而戌土更旺。故解。

傷寒論後條辯卷之八終

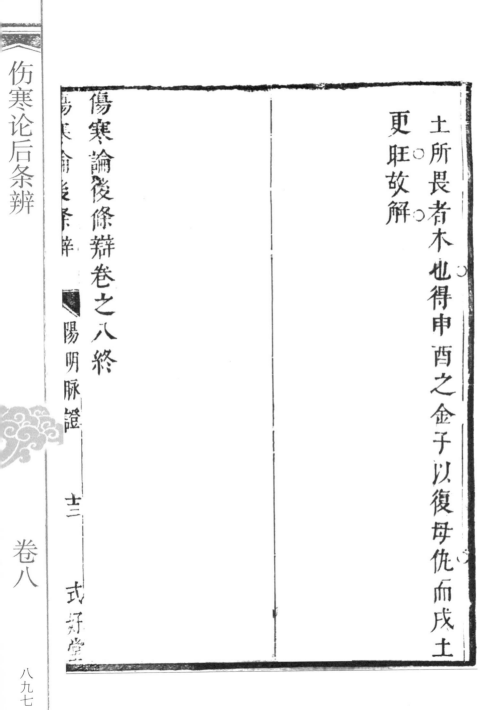

傷寒論後條辨 卷八

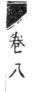

校注

①□：底本此字残损，校本作『利』。

②脉浮：校本此上有『若』字。

傷寒論後條辨書集目錄

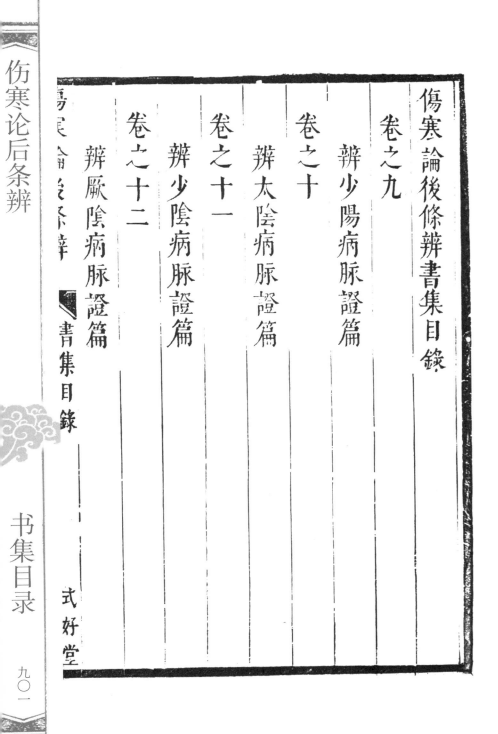

傷寒論後條辨

傷寒論後條辯卷之九

新安程應旄郊倩條註　門人朱元度月思挍

辯少陽病脉證篇

少陽在六經中典開闔之樞機出則陽入則陰職守最重非若他經之於表裏截然不相管攝也以陽木而具風火之體凡客邪侵到其界裏氣輒從而中起故云半表半裏之邪半表者指經中所到之風寒而言所云往來寒熱胸脇苦滿等是也半裏者指膽府而言所云口苦咽乾目眩是也表爲

寒裏爲熱寒熱互拒所以有和解一法既以柴胡解少陽在經之表寒黄芩和少陽在府之裏熱尤恐陽神退而裏氣虛陰邪乘虛而起故以薑棗人參預壯其裏氣三陽爲盡而三陰不受邪方成妙筭觀其首條所揭口苦咽乾目眩之證終篇總不一露要知終篇無一條不具有首條之證也有首條之證而兼一二表證小柴胡湯可用無首條之證而只據往來寒熱等及或有之證用及小柴胡府熱未具而裏氣預被寒侵是爲開門揖盜矣

邪在太陽時，陽明能招，時少陽能拒。陽明不招，則太陽之邪渙散無歸；少陽不拒，則太陽之邪搗驅莫抵。一招一拒，皆賴本經陽氣爲之主。

蓋裏氣虛則萬不能禦表也。識透此訣，方可讀仲景少陽篇之論，與夫條中之所示、之所禁、之所加減，而爲從表從裏及一切斟酌之法。不然，汗吐下之所禁未必犯及，而先犯及本方之黄芩。迨至七八日而陽去入陰，此時即能救誤，所失良多。况入陰即見燥煩等證，不遇明哲，安識其爲陰者？故所貴圖幾於早也。余目擊世人之以小柴胡湯殺人者不少，非其認證不真，蓋亦得半而止耳。今余稍稍條出，庶幾其思過半乎。

少陽證具而犯及汗吐下三禁防其屬胃所云發汗利小便已胃中燥煩實大便難是也少陽證未具而犯及小柴胡防其寒中三陰諸死證此其嚆矢矣可不愼哉蓋胃陽不衰三陰斷無受邪之理少陽纔病木鬱而不得升輒來侵土所賴陽神用事陰邪不至竊發凡少陽之有小柴胡爲木火幾欲通明者設苟無故而劇及其陽土憊則水凌上熱未除中寒復起少陽失生發之氣亦復變爲寒木陽已入陰世人猶曰傳經無寒噫嘻卽令傳經

無寒而誤服黃芩又安知黃芩之不爲直中乎是可與賢者道也

二百六十

少陽之爲病口苦咽乾目眩也

經曰太陽爲開陽明爲闔少陽爲樞表邪從開處欲闔裡氣從闔處欲開兩邪互拒於其樞遂成少陽之爲病矣少陽在人身爲甲木相火寄居於此寄火無根故邪多從升處而見諸所絡之空竅口苦咽乾者火因木鬱而蒸也目眩者木因火煽而搖也此少陽府邪見証屬之半裏與經邪之屬表

傳者對待方成半表裏首條揭此乃少陽之主證半表裏者表非全表表至此已離表之半而抵於少陽
貫及通篇凡用小柴胡湯須以此條作骨子
表者表非全表表至此已離表之半而抵於少陽
之外界半裏者裏非全裏裏在此僅據裡之半而
角于少陽之内界表先而裏後表往而裏來表攻
而裏拒表爲客邪裏爲主氣表裏之間兩邪拼籠
各無進退是爲相持從交開去表還於表分裏卸
其裏勢是爲解局表并于裏則爲熱是爲入裏厥
陰篇中所云熱氣有餘者是也裏爲表并則成寒

入裡不解則成骨蒸癆瘵入陰漸深則爲厥逆亡陽

是爲入陰厥陰篇中所云陽氣退則爲進者是也少陽厥陰府藏雖不同病機頗同厥陰有陰陽之勝復萬不可使其陽退陰進少陽有寒熱之往來萬不可使其陽去入陰入陰入裏不辨往往從病中釀出無陽之局則小柴胡不可不慎用也

三百二一

傷寒五六日中風往來寒熱胸脇苦滿嘿嘿不欲飲食心煩喜嘔或心中煩而不嘔或渴或腹中痛或脇下痞鞕或心下悸小便不利或不渴身有微熱或欬者與小柴胡湯主之

少陽無自受之邪俱屬太陽逼蒸而起故曰傷寒中風非寒傷少陽風中少陽也職屬中樞去表稍遠邪必逗延而後界此故曰五六日少陽脉循脇肋在腹陽背陰兩岐閒在表之邪欲入裏爲裏氣所拒故寒往而熱來表裏相拒而畱於岐分故胸脇苦滿神識以拒而昏困故嘿嘿木受邪則妨土故不欲食膽爲陽木而居清道爲邪所鬱火無從泄逼炎心分故心煩清氣鬱而爲濁則成痰滯故喜嘔嘔則木火兩舒故喜之也此則少陽定有之

或之云云以少陽在人身爲遊部爲紀也。

證其餘或之云云者木體曲直邪之所湊凡表裏經絡之罅皆能隨其虛而見之不定之邪也據證皆太陽經中所有者特以五六日上見故屬之少陽合之上條彼爲半裏此爲半表兼而有之方是小柴胡湯證柴胡疏木使半表之邪得從外宣黄芩清火使半裏之邪得從內徹半夏能開結痰豁濁氣以還清人參能補久虛滋肺金以融木甘草和之而更加薑棗助少陽生發之氣使邪無內向也至若煩而不嘔者火成燥實而逼胸故去人參

腹痛爲太陰證少陽有此由邪氣自表之裡裡氣不利所致。

半夏加瓜蔞實渴者燥已耗液而逼肺故去半夏加瓜蔞根腹中痛者木氣散入土中胃陽受困故去黃芩以安土加芍藥以戢木脇下痞鞕者邪既留則木氣實故去大棗之甘而緩加牡蠣之鹹而耎也心下悸小便不利者土被侵則水氣逆故去黃芩之苦而伐加茯苓之淡而滲也不渴身有微熱者半表之寒尚滯於肌故去人參加桂枝以解之欬者半表之寒湊及於肺故去參棗加五味子易生薑爲乾薑以溫之雖肺寒不減黃芩恐木寡

邪在少陽，是表寒裡熱，兩鬱而不得升之故。小柴胡湯之治，所謂升降浮沉則順之也。

過經者，從日子計之也，非邪已過經也。不解者，表邪

於畏也。名方以小柴胡者，配乎少陽而取義。至於制方之旨及加減法，則所云上焦得通，津液得下，胃氣因和，盡之矣。○上條既揭出少陽之爲病，故此條只承以傷寒中風，明示人以有首條之證，故得爲少陽病。不然，諸證只是傷寒中風耳。木中之火未起，於少陽之爲病尚非全局面，可見首條所揭少陽之爲病，關係最重。不有少陽，風寒長驅搗入陰經，誰爲之抵闌者？故有十三日過經不解者，全賴少陽之勢。不解，經雖過而風寒總未嘗過也。

仍在故也。

三百三三

未嘗過者不得過也。

傷寒中風，有柴胡證，但見一證便是，不必悉具。

傷寒中風非另提頭，從上條承下，該盡往來寒熱等之半表證。言有柴胡證，則專指首條口苦咽乾目眩之半裏證。言但見一證便是，不必悉具，緊貼在傷寒中風上講。上二句一直說下，下二句跌轉去說。傷寒中風證之屬半表者多而雜，柴胡證之屬半裏者少而專，無論傷寒中風，有了首條之證，則柴胡已為定局。其傷寒中風之屬半表者，但見病有本病有相因之病三焦有一不通病則俱病法在治其本病相因之病自解。

一證便是矣此處說一證便是言外便有悉具都不是處只以首條證有無爲準不以傷寒中風證一悉爲準。云便是云不必言外更見得便屬樞機受邪有表卽不可竟汗有裏卽不可竟下意。

三百三十三

傷寒四五日身熱惡風頸項强脇下滿手足溫而渴者小柴胡湯主之。

試舉一不必悉具之證例之傷寒四五日疑邪之逗留者尚未久然視其表已非全表矣惡風是表而身熱惡風較發熱惡風已近裏一層項强是太

陽而頸項强較頭項强痛自是低一步況更有本經脇下滿一專證以驗之知離表之邪已抵於少陽之外界但使手足温而渴之中夾有口苦咽乾目眩之半裏證而來經邪欲隨府熱而化火此其兆矣又何待往來寒熱等之悉具而小柴胡湯始可主也○此證不但尚有太陽而身熱頸强已稍兼陽明一以小柴胡主之者表裏經絡原自相通少陽其樞機也樞機一碍則無不碍從而舒之使勾萌得達雖有他經之邪無不從樞機爲宣暢小

柴胡證不罷。重在陽氣尚耳。木火兩鬱互看。

柴胡所以得和解之名也。

三百二四 凡柴胡湯病證而下之。若柴胡證不罷者。復與柴胡湯。必蒸蒸而振。却發熱汗出而解。

不寧是也。卽柴胡湯病證已經誤治而裏證無傷。不妨仍作小柴胡湯處治。有如下之一法。柴胡湯之所禁者。犯此須防表邪乘虛而入。壞病隨成。不復留此柴胡證耳。若柴胡證不罷者。則裏氣尚能拒表。樞機未經解紐。復與小柴胡湯。使邪氣得還於表。而陽神內復。自當蒸蒸而振。振後却發熱汗

出解解證如此者以下後陽虛之故不虛則無此矣使舍柴胡而更用他藥其變證反有不可測者

三百二五

得病六七日脉遲浮弱惡風寒手足溫醫二三下之不能食而脇下滿痛面目及身黃頸項强小便難者與柴胡湯後必下重本渴而飲水嘔者柴胡湯不中與也食穀者噦

柴胡湯之所宜者雖不盡於上條而一隅三反可以存乎其人矣顧有所宜即有所禁知柴胡湯之所宜者不必柴胡證悉具而後宜之則知柴胡湯

之所禁者亦不必柴胡證之不具而後禁之請一舉其例可乎只云得病不云傷寒其無少陽首條之買證可知則六七日內亦不必詢其病之何從得矣只據其脉證脉遲浮弱浮爲在表遲則爲寒卽在陽明已爲表熱裏寒之診况更加以弱脉之虛證惡風寒而不發熱只此一脉一證徵之其爲陽氣怯懦可知不但無他裏證并無口苦咽乾目眩之半裏證可知僅賴胃中綫陽留此手足之温何至二三下而并②奪去以致胃寒格及穀氣不能

不但此證凡傷寒食少而渴當和胃氣以回津液爲主白术茯苓是也若用凉藥損動胃氣愈不能食矣

食矣土虛無從安木脇下滿痛矣土氣不內注則外蒸面目及身黃矣胃陽虛而筋脉失養頸項強矣胃汁竭而津液無輸小便難矣較之前一條身熱惡風頸項強脇下滿手足溫而渴之證豈不依稀悉具然彼具裏熱此則中寒半表雖同半裏異矣溫中救逆之不遑奈何復以誤下變成之壞病當柴胡未下之經病治療後必下重者脾孤而五液注下液欲下而已無液可下則虛虛之禍因裏寒而益甚耳遇此之證無論無裏熱證即有裏熱

幾微疑似之間遂成壞病皆是虛及誤氣引邪入内故也。

證。亦屬假熱柴胡湯不中與也聊拈一渴證以辯別之。前條之手足温而渴者熱在裏自能消水今本渴而飲水則嘔知其渴爲津亡膈燥之渴中氣虛而且冷。究於胃陽何有然則柴胡湯之於少陽豈可云但見一證便是乎又豈可云下之而柴胡證不罷者復與柴胡湯乎食穀者噦言胃氣虛竭也。以和解表裏之柴胡竟成一劖伐生氣之柴胡似是而非。秪緣首條之證未具於此知所禁即於此知所宜。非柴胡之有兩柴胡也。

太陽病過經十餘日心中溫溫欲吐而胸中痛大便反溏腹微滿鬱鬱微煩先此時自極吐下者與調胃承氣湯若不爾者不可與但欲嘔胸中痛微溏者此非柴胡證以嘔故知極吐下也

上條以胃虛證似柴胡然更有胃實證似柴胡者實雖同胃與膽不同則模糊疑似之間小柴胡一方固不可用之於當溫而誤伐尤不可用之於當攻而誤和也得舉一證例之太陽病過經十餘日經難捉摸只據證矣心中溫溫欲吐而胸中痛是

言欲吐時之象温温者熱氣泛沃之狀欲吐則不能吐可知胸中痛者從前津液被傷欲吐則氣逆而耕③及之故痛着一而字則知痛從欲嘔時見不爾亦不痛凡此之故緣胃有邪畜而胃之上口被溷熏也大便溏腹微滿鬱鬱微煩是言大便時之象氣逆則不下行故以大便溏爲反大便溏則氣得下洩腹不應滿煩不應鬱鬱今仍腹微滿鬱鬱微煩凡此之故緣胃有阻留而胃於下後仍不快暢也病屬陽明證反無陽明而只有少陽其中必

有所誤故直窮其所以致證之由而後可從證上認病未經吐下則諸證尚是經邪作滯邪未入裏大便溏爲眞溏可責病根於少陽若已經吐下則諸證爲液去胃虛邪得據裏大便溏爲假溏病根不在少陽而在吐下矣云先其時者見未吐下之先向無此證證因誤治而致其與柴胡證下之而柴胡證不罷者自別緣吐下徒虛其上下二焦而中焦之氣阻住升降遂從津液乾燥處澁結成實胃實則搪故日進之水穀只從胃傍溜下不得胃

氣堅結之大便反溏雖云胃實腸虛而腸虛實由胃實致之故溏者自溏而屎氣之留中者自攪擾不寧而見出諸證其過在胃故與調胃承氣湯一蕩除之緣病得之吐下則腹滿微煩之裏證與口苦咽乾目眩之裏證深淺分自別中上部自別故雖外證頗似柴胡總不以下法爲顧慮不爾終是柴胡證誤用調胃承氣爲犯經矣夫以但欲嘔胸中痛微溏莫非柴胡證而曰非柴胡證者從何處辯以嘔辯之柴胡證喜嘔若經吐後木氣已達不

復有溫溫欲吐之象縱使誤吐少陽他證有變而嘔證則必罷今仍溫溫欲吐知非柴胡證之嘔矣只此一證晰其非則凡諸證之屬膽屬胃不須另諦及之而在調胃之爲宜在柴胡之爲禁已晰及秋毫又何至爲病邪掩飾而致桃從李代也仲景之於醫心靈手敏不妨推爲醫門中離輸至於精奇與妙幻出病機於字句間處處從規矩上授人以巧聊以此條拈之心中溫溫欲吐而胸中痛大便反溏腹微滿鬱鬱微煩此十一字豈非於病

只此一證而界在柴胡調胃間幾微疑似最難剖析

上列出一呆題目令人做出一篇文章來合題定治而題中有嘔有利欲於調胃上做此一篇文章從何處下手仲景於題上已看得有四篇文章須要存一篇做備卷塗抹去二篇方可從調胃承氣篇謄清出來世人不曾搜得其備卷及抹卷徒讀其謄清文而贊之曰妙此瞎子觀場附和而已其謄清之文則調胃承氣篇也此篇從先此時自極吐下者八字結構出來遂從背題處合題其二備卷之文則柴胡篇也此篇從若不爾者四字結構

出來與前篇先此時極吐下者句共一轆轤一反一側謂胃柴胡遂爲同題異義欲使人知其作備卷之故特從合題處批其背題曰此非柴胡也以嘔故知極吐下也設無極吐下字此卷定從嘔字膽清出來不作落卷矣其三共四抹去之文則結構俱在題前試從題中十一字讀去太陽不見頭痛發熱陽明不見身熱自汗少陽不見往來寒熱而心中溫溫欲吐則少陰三百八十條證胸中痛則厥陰四百六條證大便溏腹滿則太陰三百五

六條證煩證之在少陰條者更不止一二見三陰備現而無一陽邪此處豈不是一篇理中眞武現成文字仲景從何處抹去止於題前冒上太陽病三字則現證雖是陰而來病原是陽躁煩厥逆等證未見未爲陽去入陰理中眞武可抹矣理中眞武以太陽病三字破抹卽抹處便現出一篇文章來何從見之三陰秪從證上揣摩却未露於題面今太陽病則明明題前所有者以太陽病合上十一字有吐有利豈非合病中一篇黃芩湯黃芩加

半夏湯文字乎仲景隨手抹去只於太陽病下湊上一筆曰過經十餘日則病雖起於太陽而今經中已無太陽黃芩湯黃芩加半夏湯不復中式矣於本題十一字不曾增一字減一字只於題之前後安頓一二語便令文章有來路有卸路而一篇墨卷直從三篇落卷中洗刷出來其落卷僅可存作比勘使後人從此處悟出認題之法知合題中不必果合背題處未必盡背只從題之前後左右遙映側取中摘出真題神來病邪到手自無躲閃

則只此一篇墨卷開我無盡藏之法門矣昔有人
問作文法於先輩者語之曰題之所有不必有題
之所無不必無此乃善作文者今余移此於醫曰
證之所有不必有證之所無不必無此乃善認病
者○條中只據一嘔字在柴胡則如夫心煩而喜
嘔之經在陽明則犯及嘔多不可下之戒況得之
極吐下後而大便溏誰肯舍柴胡從調胃走險道
者卽不然亦只於壞病中存一案疑獄耳乃仲景
偏於嘔上劈去柴胡而於極吐下上劈去其嘔之

爲柴胡嘔却先從吐下處細細録及吐與大便中諸見證之口供後直從病證叅差處一搜出病之根脚來蓋病在胃而根脚實由極吐下也此處賍眞證確則欲嘔與大便溏俱是詭名詭證希圖掩飾而胸中痛腹微滿鬱鬱微煩無非破綻滿盤假局而只從嘔處磨勘之而柴胡得解網調胃其伏褫矣豪釐千里仲景辯別之細只在一字其巧生於法乎抑法生於巧乎不特此也渴爲柴胡證仲景即從渴處翻柴胡嘔爲柴胡證仲景即從嘔處

翻柴胡其餘以本經翻本經者在在而是人於此等處若仲景之葛藤不知無葛藤不生巧妙仲景正欲人於此悟斬截之源頭也凡病之來詭詐萬狀其間病真證真者千百無一二餘則莫非病真證假之屬不得一玲瓏剔透之法于背面翻身橫拖倒曳處皆帶眼睛十有九都被病形假粧假扮一副花臉掩過太了何從認出病來認不得病何由治病經云有者求之無者求之虛者責之實者責之病之無形迹者爲虛病之有形迹者爲實此最玲瓏剔透法也仲

景欲教人見病知源故特從此等處立㳒彼縱緜
得過有處終緜不過無處我縱不從實處看破你
亦從虛處看破你背面翻身橫拖倒曳無處不有
眼睛此之謂玲瓏剔透仲景業有此一部玲瓏剔
透之書顧讀者不會以玲瓏剔透㳒讀之拘文牽
義字還字句還句如題起止縱使考核極工攟取
極富不過施珠玉錦繡于土木形骸耳于氣脉何
有人無氣脉是爲死人書無氣脉豈非死書死書
中豈有活㳒得玲瓏剔透者仲景乃更爲天下人

難之不得已弃於規矩中授人以巧故特從行間墨下生出彀率設着機倪卽一字之或鈎或引或摺或翻皆開門戶皆藏關鍵徧於無筍頭處用筍頭沒巴鼻處安巴鼻看去似乎矛盾拍來無不脗合玄玄妙妙無非開人心竅引之入玲瓏剔透之境使人能於一字上悟師則無往非師而煙雲滿紙丘壑層生卽無字無句處皆覺玄屑霏霏耳以仲景一部開人悟頭書如此千百年來却被人塞住悟頭塞住悟頭仍是傷寒二字此余所以痛恨

於叔和之序例也卽令其言有當已是一篇塡實文字下水拖人并將仲景書扯入塡實一派矣況背經畔聖處處是人一服迷塞心竅之藥仲景書不得空靈者皆由人心竅先被迷塞此一服藥人人肯信心喫者以其所樹者卽仲景之招牌而貼報單署藥袋名湯頭加引子無一不攙及內經之傷寒字也以此蠱惑天下誰不爲之傾動者但看仲景論中曲盡內經之奧總不援着一句內經內經亦是犯不得實從來犯實中必無好文章則犯

實中豈有好方法乎然則欲不犯實奈何曰以仲景傷寒論三字比作蘇老泉之辨奸論讀去則無論實處皆虛即仲景之說是處皆仲景之辨非處何也仲景以舉國若狂皆惑于傷寒二字特視人所惑為之立說以辨明之使人于此辨明便可於此破惑此之謂傷寒論凡讀傷寒論者不可被叔和將題目舛背去了便處處有好悟頭讀出來

三百二七

傷寒六七日發熱微惡寒肢節煩疼微嘔心下支結外證未去者柴胡桂枝湯主之

活人云表證未解心下妨悶者非痞也謂之支結

此證未成陽陷只是陽不得入而爲裡氣所拒故兩證俱見亦用兩法均治耳

若柴胡證具而其間有兼表者又須帶及表治如支結一證是其例也結卽結胷之結支者偏也撐也若有物撐擱在胸脇間較之痞滿實爲有形較之結胸遜其沉鞕卽下條之微結也微言其勢支言其狀證非純裏可知況未經吐下而得之六七日則微嘔之與心下支結自是半表裏之邪爲小柴胡湯證無疑矣但有表卽須照顧及表雖發熱微惡寒不必發熱惡寒之甚肢節煩疼不必身疼痛之兼然在半表中自是於太陽尚有所戀是爲

外證之未去縱使口苦咽乾目眩之裏證已具而
本方自不得不合桂枝湯爲主治矣

三百六
傷寒五六日已發汗而復下之胸脇滿微結小便不利渴而不嘔但頭汗出往來寒熱心煩者此爲未解也柴胡桂枝乾薑湯主之

不徒此也傷寒五六日汗而復下邪入而結矣然下在汗後邪入亦不深故只從胸脇滿處見其結是名微結明非裏結之甚也責其病根實由汗下亡津致經氣不流利遂從表邪陷入處結滯使然

是少陽受邪即成風熱鬱火故結氣多見於上焦胸脇間治法只宜升陽陽升則液下小便不利者亦自利矣

非無表證表證以結滯不現耳以其津液少而內燥故小便不利渴而不嘔以其津液乏而陽虛故但頭汗出以其結滯在經而陽鬱故往來寒熱而心煩表氣以此之故而留者裏氣遂以此之故而拒此則未解之根因也治欲解表裏之邪須是開其結開其結須是復津液而助陽小柴胡湯不可不主而又不能專主於本方中既減人參之助滯更加桂枝之行津乾薑則加之以散滿栝蔞根則加之以滋乾牡蠣則加之以破結是亦於和裏中

兼從津液上佐以解表之一法也○人身腹裏而
背表少陽行身之側爲半表裏故見證多胸滿脇
痛等然人身膈之下裏膈之上表少陽居淸道而
協乎膈之間亦爲半表裏故見證更多胸滿痛及
痞結等然膈雖淸道此處又分表裏則從淺深而
分也深則爲結胸邪由太陽已陷入裏必無半表
證淺則爲少陽必兼半表證結胸條所云傷寒五
六日熱結在裏復往來寒熱者與大柴胡湯是也
痞證亦然此條之微結與上條之支結又是淺之

三百二九

淺者故須兼表治無表則結必不支不微

傷寒五六日頭汗出微惡寒手足冷心下滿口不欲食大便鞕脉細者此爲陽微結必有表復有裏也脉沉亦在裏也汗出爲陽微假令純陰結不得復有外證悉入在裏此爲半在裏半在表也脉雖沉緊不得爲少陰病所以然者陰不得有汗今頭汗出故知非少陰也可與小柴胡湯設不了了者得屎而解

若其間有兼及裏證者則於小柴胡湯解後又不得不帶及裏治矣請得而例之傷寒五六日當成

拒候半裏之熱以怫鬱不能外達故頭汗出半表之寒以持久不能解散故微惡寒而邪互拒知陽氣鬱滯而成結矣唯其陽氣鬱而滯也所以手足冷心下滿口不欲食唯其陽氣結也所以大便鞕此條之結兼從大便鞕上說與上二條之結稍不同旣有結滯之證便成結滯之脈所以脈亦細所云陽證似陰者此其類也但結有陰陽不同卽陽結亦有微甚不同陰結爲寒總無陽熱頭汗出證而陽結甚者又必表邪盡斂入內陽熱之勢方深其證則不惡寒反惡熱今

皆不然此爲陽微結熱雖結而不甚也所以然者以有微惡寒之半表在故結亦只半在裏而不甚至於脉沉雖似裏陰則又有頭汗出證以别之故凡脉細脉沉脉緊皆陽熱鬱結之診無關少陰也可見陽氣一經鬱結不但陽證似陰并陽脉似陰矣既非有寒無熱胃陰結又非表盡歸裏胃陽結兩路邉開自推出一半裏半表結證來只緣表邪入裏未盡欲外達又不能達所以結中仍現表形樞機受邪也凡證居陰陽表裏間俱主小柴胡湯

故只據頭汗出一證其人陽氣鬱蒸必夾苦口咽乾目眩而成其餘半在表證但一審之微惡寒而凡往來寒熱等證不必一具即可作少陽病處治與以小柴胡湯矣設不了了者結勢已解但從前所云大便鞕之屎未去耳得屎自解此四字着得活裏結之與半裏結尚有調胃大柴胡之分此則不必責之於胃并不必責之於經即大柴胡與柴胡加芒硝湯皆所當斟酌者耳此證類於厥微熱亦微異處只在有微表驗其得解須是沉緊脈

還於浮大汗出而手足溫○二百二十五條本明其非柴胡却偏極力摹出一脇下滿頸項强手足溫而渴少陽證來此條本明其為柴胡非少陰却偏極力摹出一手足冷心下滿口不欲食脉細脉沉緊少陰證來非故臨崖立馬以示險正從人世眼花撩亂處繙出鴛鴦譜撥示之以金針也更合前後數條讀之知仲景之傷寒論即象棊譜中之金鵰十八變也玄妙都從絕處逢生死中得活上設局使人于此等處得手則天下無不得手之處

三百三十

故讀仲景書不當在多處讀滿盤皆死棊及至活來只是一二着須知此一二着內另有仙⑤

傷寒十三日不解胸脇滿而嘔日晡所發潮熱已而微利此本柴胡證下之而不利今反利者知醫以丸藥下之非其治也潮熱者實也先宜小柴胡湯以解外後以柴胡加芒硝湯主之

胸脇滿而嘔日晡所發潮熱此傷寒十三日不解之本證也微利者已而之證也本證經而兼府自是大柴胡能以大柴胡下之本證且罷何有於已

去者非所留。留者非所去。故溏者自溏。結者自結。而結者既結。溏者益溏矣。

三百
廿二

而之下利。乃醫不以柴胡之辛寒下。而以丸藥之毒熱下。雖有所去。而熱以益熱。遂復留中而爲實。所以下利自下利。而潮熱仍潮熱。蓋邪熱不殺穀。而逼液下行。謂云熱利是也。潮熱者實也。恐人疑攻後之下利爲虛。故復指潮熱以證之。此實得之攻後。究竟非胃實。不過邪熱搏結而成。只須於小柴胡解外後。但加芒硝一洗滌之。以從前已有所去。大黃并可不用。蓋節制之兵也。

太陽病。過經十餘日。反二三下之後。四五日。柴胡證仍在者，先與小柴胡湯。嘔不止，心下急，鬱鬱微煩者，爲未解也，與大柴胡湯下之則愈。

太陽病過經十餘日，邪不入裏，知此際已具有柴胡證矣。觀下文柴胡證仍在字，可見醫乃二三下之，此之謂反。下後不無傷其裏氣，驟然用及小柴胡，防犯及前條後必下重食穀者噦，故徐而俟之。後四五日，柴胡證仍在，則樞機尚未解散，先與小柴胡湯和解之。若嘔不止，知其下已成堵截也。其人必心下急，鬱鬱微煩，急者喘促之狀，勢不爲嘔緩也鬱煩者熱不爲嘔越也此則從前悞下時已薄及半表裏邪留結于膈之上下使然膈上之邪已經小柴胡解去而膈下之結未去氣無從降故逆上不已也用大柴胡一破其結留者去而逆氣下行矣此上病治下之法也○此條與陽明經嘔多雖有陽明證不可下之條細細酌量陽明證嘔在上而邪亦在膈之上此條嘔不止與前條但欲嘔嘔在上而邪却在膈之下膈之下已屬胃可下不可下此等處最不容誤○木氣上逹必無嘔證

用小柴胡湯後仍見嘔便屬府邪為病不當責邪於經矣前條以嘔故知極吐下也亦是此義○用小柴胡處不詳其證且云四五日何其紆遲以其證有干礙處故示人以慎恐下後之柴胡證亦不足憑故畧之用大柴胡處兼及吐時之餘證直云與之愈何其決捷以證無模稜故示人以斷能斷及證中之證自不至犯及柴胡之禁故詳之

三百三二

傷寒陽脈澀陰脈弦法當腹中急痛者先用小建中湯不差者與小柴胡湯主之

乇表半邊有實邪者裡半邊遂成虛位小柴胡之用人參半夏者此也虛易生寒故有腹中痛證緩則只去黃芩加芍藥急則建中從此求之表無邪熱者本方不可用柴

至於證屬少陽固宜和解而中氣虛寒不能拒邪者又不妨依他經急救其裏後救其表之層次法用及小柴胡湯如傷寒見弦脉自是少陽本體乃陽脉濇而徒陰脉弦則陽神不足陰氣潛羈裏寒豈能拒表所以法當腹中急痛雖腹痛亦柴胡或中之一證乃脉濇而痛且急則陽去輒欲入陰雖有少陽諸兼證俱作緩圖只宜建中湯先實其虛先温其裏從中州和及營衛弦濇已去腹痛已止從此不差然後用本方小柴胡湯一和解之庶幾

傾祛血邪盡者本方不可用黃芩矣又須知陽相順痛皆營衛精髓之故。

裏陽已經先復，陰邪不至襲入耳。較之上三條，彼則宜用小柴胡湯，用之不得不先；此則宜用小柴胡湯，用之不得不後。此之謂法。

三百三三　太陽病十日已去，脉浮細而嗜臥者，外已解也。設胸滿脇痛者，與小柴胡湯。脉但浮者，與麻黃湯。

王肯堂曰：此條當是太陽少陽合病，胸滿雖與前條

至於邪已解後，無復少陽，而疑似之間，尚當看證審用小柴胡湯。如大陽病十日已去，脉浮細而嗜臥者，較之少陰爲病之嗜臥，脉浮則別之；較之陽明中風之嗜臥，脉細又別之。脉靜神恬，解證無疑

同。而脈浮細嗜臥。則爲表邪已解。脇痛爲少陽有邪。故與柴胡。若脈但浮者。又當先治太陽也。此是設爲変通之言。非爲服柴胡而脈浮也。

矣。但解則均解。必無外證之未罷。設於解後尚見胸滿脇痛一證。則浮細自是少陽本脈。嗜臥爲膽熱入而神昏。小柴胡湯豈堪委置乎。脈但浮者與麻黃湯。彼已現麻黃湯脈。自應有麻黃湯證符合之。縱嗜臥依然。必不胸滿脇痛可知。此則無煩小柴胡湯之顧慮耳。

三百三四

服柴胡湯已。渴者屬陽明也。以法治之。

可見小柴胡之於少陽。不特推爲主方。而補偏救敝。無不主之。但偏有不能盡補。敝有不能盡救者。

又須另議善後之法矣。渴亦柴胡證中之一證，然非津液搏聚水飲停逆，則不渴，故服柴胡湯渴反止。若服柴胡湯已渴者，非關津搏水逆，熱入胃而耗精消水矣。此屬陽明，治在陽明，有經有府，自當議法於葛根、白虎、調胃間，非爾柴胡湯事也。

三百三十五

本太陽病不解，轉入少陽者，脇下鞕滿，乾嘔不能食，往來寒熱，尚未吐下，脉沉緊者，與小柴胡湯。若已吐下發汗溫鍼，譫語，柴胡證罷，此爲壞病，知犯何逆，以法治之。

此與十棗湯證頗相類而彼屬裡未和此屬半表裡彼則不惡寒此有往來寒熱也

本太陽病不解轉入少陽者從前太陽證不必詰只據而今脅下鞕滿乾嘔不能食往來寒熱少陽證已具豈唯太陽藥不復用果源委未經吐下而柰雖脈沉緊不得為少陰病也只屬邪困於經使然何所忌而不以小柴胡湯之和解為定法台之上條彼於柴胡證去路得清楚故不使渴證攔入小柴胡此於柴胡證來路得清楚故不使沉緊脈妨及小柴胡也究竟沉緊非小柴胡本脈其所以與之者以未經吐下故不妨舍脈從證耳若已

吐下發汗温鍼何必脉變只須增出譫語一證便是柴胡證罷爲壞病此則治之之逆使然察其所犯何逆而於法外議法則存乎其人又不得復泥定前證以不用小柴胡致壞今更用之治壞使一逆再逆也此條云知犯何逆以法治之桂枝壞病條亦云觀其脉證知犯何逆隨證治之只此一觀字一知字已是仲景見病知源地位亦即仲景料度府藏獨見若神地位了豈尋常倉猝間事自是觀字知字上先有源頭源頭上先有工夫得來

仲景教人觀脉觀證故教人於辯脉辯證上討源頭辯字是工夫觀字是効驗源頭安在在二脉仲景所由以二脉弁傷寒論而隸之曰法使人以法去辯痓濕暍自得痓濕暍之源頭而不爲痓濕暍所惑以法去辯六經自得六經之源頭而不爲六經之所惑以法去辯霍亂等證自得霍亂等證之源頭而不爲霍亂等證所惑推之傷寒如是推之雜病亦如是推之本病如是推之壞病亦如是脉證稍有參差源頭已先釐剔故可汗可下在我而

不在病不可汗不可下亦在我而不在病此之謂見病知源藏府上得其源頭則於脉證上只須一覷而已不必用甚工夫隨證治之莫非以法治之也世人於辯脉辨證上無工夫則覷脉覷證只是瞎覷而已安有裁决所以不依樣葫蘆能令病壞及至依樣葫蘆又令病壞徒費仲景一片精神命脉醫盡天下總不是竅門推求其故何嘗不於仲景法上用竅門只是不會於仲景法上討竅門耳討竅門與用竅門自是兩截事令之人急於醫病

誰肯作兩截事做者○人只知仲景制方之妙不知仲景之神機廟算不在方而在用方方猶兵也用方則將兵者有機焉有竅焉機也竅也法也只就小柴胡一方合前後數餘條縱觀之出出入入何啻生龍活虎豈是呆配着一句耳聾脇痛寒熱嘔而口苦之賦者此其中另有龍韜虎畧在試詳一百一十三方何非仲景手製不講于仲景之法都是妙方用來都未必妙也

三百三六 傷寒脉弦細頭痛發熱者屬少陽少陽不可發汗發

汗則譫語。此屬胃。胃和則愈。胃不和。則煩而悸。
從前諸治例。雖有兼表兼裏。審用之不同。然總不出和解一法。和解而外。若發汗。若吐。若下。皆少陽一經之所禁也。緣膽爲中正之官。無出入竅。其能獨任拒邪之功者。全賴中土。運營輸以津液。有此不竭之府。故拒力不難孤而且久。一或犯及所禁則和議不成。津粮先劫。彼何恃以無恐。勢激則從此引邪入裏。圍解則從此任邪入陰。墮軍實而長寇讐。禍却閑於中土。故所禁最爲凜凜。請以汗例之汗莫宜於頭痛發熱以其爲太陽病之表證也若傷寒脉弦細見此則半裏之氣素虛表邪得乘虛突入雖是太陽證據脉卽屬之少陽矣少陽裏證未具柴胡且難用況汗之乎宜胃液被奪木勢反乘而得譫語也凡仲景論譫語多該鄭聲說此處云屬胃胃虛故也和胃不曾出方然玩胃不和則煩而悸當是小建中湯以下有二三日心中悸而煩者小建中湯主之之條也津液竭故煩土虛而客水得凌心分故悸唯發少陽汗則有此其可

輕汗乎○以此條承上并可作上條後半截壞病

註脚

三百三十七

太陽與少陽併病頭項强痛或眩冒時如結胸心下痞鞕者當刺大椎第一間肺俞肝俞愼不可發汗發汗則讝語脉弦五六日讝語不止當刺期門

知少陽之不可發汗則可廣及之併病矣太陽之脉循頭目少陽之脉循胸脇今此之併尚太陽有餘而少陽不足故頭項之强痛專主而眩冒與如結胸之痞鞕僅或而時焉似可發汗不知已有少

陽輒不可發汗只可刺肺俞以瀉太陽太陽則與肺通刺肝俞以瀉少陽肝則與膽通也苟不知此而發汗則表邪雖去胃液全虛土虛乘以盛木安得不譫語脉弦五六日譫語不止此則胃以負而約結難滋也萬不宜從譫語處瀉胃止好從脉弦處瀉肝舍刺期門外無法一誤不堪再誤也○少陽職司開闔全賴胃氣滋培之胃氣盛則爲我司闔而外拒胃氣衰則不顧其開而內乘故邪在少陽只是照料胃液爲主此大法也

二百三八

風傷氣風則爲熱氣壅而熱故耳聾目赤胸滿而煩也

少陽中風兩耳無所聞目赤胸中滿而煩者不可吐下吐下則悸而驚

更以吐下例之吐莫宜於煩下莫宜於滿邪在表裏固於少陽無碍也若少陽中風表陽驟侵裏界矣兩陽互拒則互煽故風熱壅盛而氣閉神昏其人乃兩耳無所聞目赤少陽證候告急倍常如此則胸滿而煩自是連及之證其可吐下乎吐下則津液衰去而神明無主必悸而驚從此不得不多方議治議救胡爲輕吐下以自貽伊戚也○此與

傷寒脉弦細條皆是表邪直犯少陽不從太陽透迤來者故總無四五日六七日字前條寒邪暴侵裏氣不及拒故證皆全表畧無半裏證而脉見弦細此以窘促告也此條風邪暴犯⑦裏證以全力拒之故於半裏證中增出兩耳無所聞目赤界内俱見戒嚴故胸中滿而煩此以張皇告也此兩證者皆出不虞即用小柴胡自是違常不無有加減法然亦不得因寒純用熱因熱純用寒消息存乎其人耳

三百三十九 太陽少陽併病心下鞕頸項强而眩者當刺大椎肝俞肺俞愼勿下之

知少陽之不可吐下則又可廣及之併病矣此之併病心下鞕居首頸項强而眩次之似尚可下不知少陽三法俱禁只可刺而愼勿下也

三百四十 太陽少陽併病而反下之成結胸心下鞕下利不止水漿不下其人心煩

苟不知所禁而誤下之關鍵洞開任邪陷入表邪留而成眞結胸心下鞕矣裏氣虛而木來剋土下

利不止水漿不下矣加之以心煩神明被擾而撓亂無主是成危候矣雖前條刺期門之法亦無所用之其可輕下乎

三百四一

此與下條合上太陽篇九十五條却又是熱病亦有不傳及三陰之註脚也

傷寒三日三陽爲盡三陰當受邪其人反能食不嘔此爲三陰不受邪也

緣少陽之在六經司陰陽開闔之樞出則陽入則陰所關係不小全賴胃陽操勝木不能尅而始能載木以拒邪所以三陽爲盡之日其人反能食不嘔即三陰當受邪不受也知此而又安敢妄行汗

吐下重傷及胃乎。

三百四二 傷寒三日，少陽脉小者，欲已也。

即以脉論其人能食不嘔，三陰雖不受邪，猶恐脉尚弦大，陽邪一時未退，若更得脉小，則陽得陰以和，是邪盡退而正來復，胃土允無木侵矣。

三百四三 傷寒六七日，無大熱，其人躁煩者，此爲陽去入陰也。

至若傷寒六七日[8]，其人不能食而或嘔[9]，則脉反慮其小矣[10]。身無大熱[11]，知陽邪至此[12]已爲蒿矢之末，而[13]由躁而煩，知陰邪寖[14]接已成竊發之機，陽去入陰非陽明負少陰不至此豈七八日前畧無一二少陽裡證足爲角拒者不知陽何故去陰何故入豈仲景法中獨遺此一條法乎凡變理陰陽爲事者思之重思之矣○合上三條讀來能食者不可因此而議攻使本不入陰者反入陰脉小者不可因此而議補使欲已者反不已至於無大熱而躁煩者已屬剝復關頭不可因躁煩而遲疑束手緩于挽救使入陰竟作沉淪鬼也

三百四四

傷寒二三日心中悸而煩者小建中湯主之○嘔家

不可與建中湯以甜故也

可見陽去入陰必有其先兆善治者急宜杜之於未萌矣心中悸而煩則裏氣虛而陽神易為陰襲建中湯補虛和裏保中州以資氣血為主雖悸與煩皆小柴胡湯中兼見之證而得之二三日裡證未必便具小柴胡湯非所與也

三百四五 傷寒脈結代心動悸者炙甘草湯主之

又以脈論邪氣留結曰結正氣虛衰曰代傷寒見此而加以心動悸乃真氣內虛畏邪欲傳而預自

結代由血氣虚衰不能相續也心中悸動知真氣内虚也

徬徨也炙甘草湯益陰寧血和榮衛以健脾胃爲主雖動悸爲小柴胡或有之證而脉得結代非有表復有裡之證小柴胡湯非所與也○大陽變證多屬亡陽少陽變證兼屬亡陰以少陽與厥陰爲表裏榮陰被傷故也小建中湯炙甘草湯皆是和榮養陰氣爲治

三百四六

太陽與少陽合病自下利者與黄芩湯若嘔者黄芩加半夏生薑湯

又如太陽少陽合病半表半裏之邪不待太陽傳

此之合病者下利而頭痛胸滿或口苦咽乾目眩或往來寒熱脉或大而弦也。表熱裏虛則邪熱得乘虛而攻及裡氣故自下利若兼痰飲則嘔也。

遞而即合太陽並見樞機已從外而經氣不無失守所以下利下利則裏陰虛而陽熱漸勝故用黃芩湯清熱益陰招回外向之半裏而半表之勢自解柴胡弃可不用也若嘔者加半夏生姜此則畧施破縱之法使邪無留結耳以上諸治皆輔小柴胡湯之所不逮而於和解一法始無滲漏益法之備也

三百四七

少陽病欲解時從寅至辰上。

木旺於寅卯辰陽中之少陽通于春氣乘旺而解

也

三百四八

婦人中風發熱惡寒經水適來得之七八日熱除而脉遲身凉胸脇下滿如結胸狀譫語者此爲熱入血室也當刺期門隨其實而瀉之

至于婦人中風傷寒治法分經稍同男子而唯熱入血室一⑯證則必從少陽主治因不妨附及之如婦人中風發熱惡寒自是表證無關於裏乃經水適來且七八日之久於是血室空虛陽熱之表邪乘虛而内據之陽入裏是以熱除而脉遲身凉經

停邪是以胸脇滿如結胸狀陰被陽擾是以如見鬼狀而譫語凡此者熱入血室故也夫血室繫之衝任乃榮血停留之所經脉所集會也邪熱入而居之實非其所實矣刺期門以瀉之實者去而虛者回卽瀉法爲補法耳

三百四九 婦人中風七八日續得寒熱發作有時經水適斷者此爲熱入血室其血必結故使如瘧狀發作有時小柴胡湯主之

復有熱入不譫但寒熱間作如瘧者其血必斷斷

者蓄而結也前條之熱入血室由中風在血來之前邪肯容血空盡其室而入之室中畧無血而渾是邪故可用刺法盡瀉其實此條之熱入血室由中風在血來之後邪乘血半離其室而入之血與熱搏所以結正邪爭所以如瘧狀而休作有時邪半實而血半虛故只可用小柴胡爲和解法

三百五十 婦人傷寒發熱經水適來晝日明了暮則譫語如見鬼狀者此爲熱入血室無犯胃氣及上二焦必自愈

復有晝明夜昏譫語如見鬼祟者血屬陰夜則陰

盛故乘盛而爭也無犯胃氣以禁下言汗犯上焦吐犯中焦是三法皆不可也與其妄治不如俟經期再臨邪熱當隨經而出不解自解

三百五一

血弱氣盡腠理開邪氣因入與正氣相搏結於脇下正邪分爭往來寒熱休作有時默默不欲食藏府相連其痛必下邪高痛下故使嘔也小柴胡湯主之

此總上三條而申明之以決言小柴胡爲的于用之意血弱氣盡以經水之適來適斷言也腠理開邪氣因入以中風傷寒之熱入血室言也與正氣

相摶結于脇下指胸脇下滿如結胸狀言也正邪分爭往來寒熱休作有時指續得寒熱及如瘧狀等言也默默不欲飲食此又從上三條外補出而晝日明了暮則譫語如見鬼狀又包在言外矣藏府相連指熱入血室之厥陰肝與主往來寒熱之少陽膽言而明其義也其痛必下則知胸脇滿處必兼痛證所云如結胸者是也高字指表言下字指裏言邪高在表雖屬少陽痛下在裏已連厥陰陽摶及陰故下痛上嘔病則均病耳嘔字又從上

三條外補出總因陰陽不和順有此仲景恐上三條不盡病情故復補此條以自爲註脚使知肝膽同歸一治不必於小柴胡外另從厥陰血室中求治也然四段中所云用小柴胡刺期門毋犯胃氣及上二焦皆互文以立義之意

卷之九終

傷寒論後條辨　卷之九

校注

①病機頗：校本作『病情则』。
②并：校本作『妄』。
③耕：校本作『并』。当从。
④花臉掩過亽了：校本作『花面九近在十』。
⑤仙：校本此下有『机』字。当从。
⑥復泥：校本作『脉沉』。
⑦犯：校本作『侵』。
⑧至若傷寒六七日：校本作『按已上二条有曰』。
⑨不能食而或嘔：校本作『反能食而不呕』。
⑩其小矣：校本作『小者』。
⑪身無大熱：校本此上有『令』字。
⑫知陽邪至此：校本作『是少阳在此』。
⑬由：校本作『复』。
⑭交：校本作『交』。
⑮竟：校本作『而』。
⑯一：校本作『诸』。

傷寒論後條辨卷之十

新安程應旄郊倩條註

辨太陰病脉證篇

太陰以脾爲藏脾具坤靜之德而有乾健之能不於陰中助陽乾何由健故首以不可下爲戒而急法以宜溫太旨了然矣條中有桂枝湯而無麻黄湯桂枝胎建中之體無碍於溫也僅有大實痛一證只加大黄並無三承氣之犯猶且以脾弱易動爲慮曰設當①行大黄芍藥者宜減之諄切至矣究

其旨要唯脾家實腐穢當去七字乃一篇之大關鍵溫之宜四逆輩意在實脾云耳脾實則邪自去首尾照應如此至於中風一條不但無三陽中風之加劇而反期之以自愈陰得陽以化即此可該三陰之治法矣東垣一生學問全從太陰篇得力脾家實腐穢當去所以有補中調中之法脉浮者可發汗所以有升陽益氣之法其易桂枝以升柴者以太陰在傷寒多虛寒在內傷多虛熱耳且仲景所論者太陰與陽明各而東垣所治者太陰

三百五二

與陽明俱也雖不曰溫之宜四逆輩而補中益氣湯側援及甘溫除大熱一語包蘊無窮矣若果屬虛寒則東垣之草豆蔻丸木香順氣湯輩正自難指屈也余嘗以東垣之於仲景猶曾子之于夫子也仲景之傷寒論則曰吾道一以貫之東垣之脾胃論則曰夫子之道忠恕而已矣惜乎少門人之一問遂令仲景自仲景東垣自東垣而傷寒內傷舉世視爲兩岐矣

太陰之爲病腹滿而吐食不下自利益甚時腹自痛

腹爲中部。胃與脾兩土之。胃病輒妨及脾，脾病亦妨及胃。陽明見證，陽鬱及脾，亦多上嘔而下結。太陰見證，陰鬱及胃。

若下之，必胸下結鞕。

太陰爲寒藏，藏寒則病自是寒，何至有傳經爲熱之理？使陽入陰，則化陰爲熱，則火入水亦能變水爲火，智者當不爲津不到嗌句惑也。太陰以濕土而司轉輸之職，喜温而惡寒，違其所喜，投以所惡，土乃病矣。故所見④證，俱屬裡陰。陽邪亦有腹滿，得吐則滿去而食可下，今腹滿而吐，食不下，則滿爲寒脹，吐與食不下，總爲寒格也。陽邪亦有下利腹乍微乍甚，而痛隨利減，今下利益甚，時腹自痛，則

故多上已而下利

胸下結鞕總非痞邪與寒實結胸亦異議。

二百五三

腸虛而寒益留中也雖曰邪之在藏實由胃中陽乏以致陰邪用事升降失職故有此下之則胸下結鞕不須上文吐利來直接上太陰之爲病句如後條設當行大黃芍藥者亦是也曰胸下陰邪結於陰分異于結胸之在胸而且按痛矣曰結鞕無陽以化氣則爲堅陰異於痞之濡而耎矣彼皆陽從上陷而阻留此獨陰從下逆而不歸寒熱大別

自利不渴者屬太陰以其藏有寒故也當溫之宜服四逆輩。

陽經自利多渴者水去則熱增也太陰濕勝而寒在藏更不同少陰之君火在上厥陰之燥氣在經故獨不渴

下之而心下痞鞕以其病之在藏便宜用溫人之不用溫者不過狐疑于寒熱二見耳不知不難辨也渴爲熱不渴爲寒審是而自利不渴者知屬太陰之寒藏自是溫宜四逆輩矣即自利一證推之凡嘔吐腹滿腹痛等何莫不以是斷而用溫矣

三陰同屬寒藏少厥有渴證太陰獨無渴證者以其寒在中焦總與龍雷之火無涉少陰中有龍火底寒甚則龍升故自利而渴厥陰中有雷火故有消渴太陽一照雷雨收聲故發熱則利止見厥復利

此太陰中之太陽也，雖在裡病，仍從太陽表治，方不引邪入藏。

太陰病，脉浮者，可發汗，宜桂枝湯。

溫之一字，爲太陰吃緊之法，其有不必溫者，則必他經之邪，薄於太陰，非太陰藏病也，如病在太陰而脉浮，尚見太陽，則凡吐利腹滿腹痛等證，皆由太陽寒水侮極脾土所致，病雖見出陰經，病邪却原是陽分邪，從表入者，仍從表出，宜汗以桂枝湯而不必溫及藏也。

三百五四

本太陽病，醫反下之，因而腹滿時痛者，屬太陰也，桂枝加芍藥湯主之。

因而二字宜玩太陰爲太陽累及耳非傳邪也

不寧此也誤下太陽而成腹滿時痛太陰之證見矣病安得不屬之太陰肰責其本只是營衛內陷表邪畱滯于太陰非藏寒病也仍從桂枝例升舉陽邪但倍芍藥收歛之蓋邪陷巳深輒防脾陰隨表藥而外洩耳

三百五五　大實痛者桂枝加大黃湯主之

不寧此也誤下太陽致前證大實而痛者此則陷者久畱于上部致滯者遂實于中焦於證似可急下肰陰實而非陽實仍從桂枝例升舉陽邪但加

大黃以破結滯之物使表裡兩邪各有去路則寒隨實去不温者自温矣〇二證雖屬之太陰然來路實從太陽則脉必尚有浮者存

太陰爲病脉弱其人續自便利設當行大黃芍藥者宜減之以其人胃氣弱易動故也

雖然病有對待陰陽區別處不可輒援彼治此也前二條之行大黃芍藥者以其病爲太陽誤下之病自有浮脉驗之非太陰爲病也若太陰自家爲病則脉不浮而弱矣縱有腹滿大實痛等證其來

胃氣二字爲人身根本五藏六府有病皆宜照料及不獨太陰也

路自是不同中氣虛寒必無陽結之慮目前雖不便利續自便利只好靜以俟之大黄芍藥之宜行者且減之况其不宜行者乎誠恐胃陽傷動則洞泄不止而心下痞鞕之證成雖復從事於温所失良多矣胃氣弱對脉弱言易動對續自便利言太陰者至陰也全憑胃氣鼓動爲之生化胃陽不衰脾陰自無邪入故從太陰爲病指出胃氣弱來蔵之有府猶妻之有夫未有夫主得令而外侮得攻其妻者六經皆作如此体認

三百五八 傷寒脉浮而緩手足自温者繫在太陰太陰當發身

傷寒有經氣自病，而後來客邪者，有客邪爲病，而累及經氣者。太陰脉浮而緩，手足自温，知其人經氣不

黄，若小便自利者，不能發黄，至七八日，雖暴煩，下利日十餘行，必自止，以脾家實，腐穢當去故也。所以然者，脾家貴在實，虚則容邪，實則拒邪也。何以驗之？如傷寒脉浮而緩，陽脉非陰脉也。手足自温，陽邪非陰邪也。據脉與證，似貼太陽表邊居多，然表證初不一見，則雖非太陰，亦可繫在太陰矣。太陰得浮緩，手足温之脉證，則胃陽用事，自無藏寒之病，陰鬱或有之，小便不利，必發黄，雖發黄，不爲陰黄，若小便自利者，不能發黄，陰欲鬱而陽必

病雖有客邪不能爲害所貴陰病見陽脉者以此陽經必發熱唯陰經無發熱此只手足溫故雖得中風脉之浮緩不得係之太陽姑係之太陰耳非謂太陰病者皆脉浮緩手足溫也

三百五九

驅至七八日雖暴煩下利日十餘行必自止所以然者脉不沉且弱而浮緩手足不冷而自溫陰得陽以周護則不寒不寒則不虛是爲脾家實也經曰陽道實陰道虛陰行陽道豈肯容邪久住此則腐穢當去故耳夫脾家實則腐穢自去則邪在太陰自是實脾二字爲第一義矣前之所禁在下而所要在溫非職此故哉

太陰中風四肢煩疼陽微陰濇而長者爲欲愈

所以陰經中風與陽經中風亦自不同在陽經則

陽與陽摶而病進。在陰經。則陰得陽引而邪出。太陰但見四肢煩疼便是風淫末疾之象不必盡現陽脉也於陰微陽濇太陰本脉中時兼一長已微藏邪向府出而欲愈矣辨脉云陰病得陽脉者生不過要人在温字上作工夫也

菁卆

太陰病欲解時。從亥至丑上⑤。

解從亥子丑者亥陰退⑥子陽進氣丑中之土得承陽而旺也

傷寒論後條辨　卷十

校注

①行：校本作『无』。
②語：校本作『智』。
③包蘊無窮矣：校本作『包括无穷』。
④□：底本此字模糊不清，校本作『证』。
⑤□：底本此字模糊不清，校本作『上』。
⑥□：底本此字残损，校本作『气』。

傷寒論後條辯卷之十一

新安程應旄郊倩條註

少陰篇

少陰之藏爲腎。雖病或責腎之不足。卒病但責腎之有餘。有餘者水也寒也以寒水之藏而居坎北純是陰氣用事。全賴本經對待之火。化其凛冽。以奉生身。而奠鰲立極。稱曰陽根。夫根則宜牢固不宜動搖矣所嫌水火同宮制勝終在彼勢不得不養土作子載之且以生之。使坤厚而坎無盈。庶幾先天之炁在腎，指陰中之陽而言。腎中無陽，遂成死炁。

元氣藏於腎中，靜則爲陽，動則化而爲火。陽化爲火，水逼之也。水逼之者，土不能鎮也。

水有所畏，而前來抱火，共作根深寧極之宰也。所以首忌在汗，以他經發汗，只懼其汲水而竭津。少陰經發汗，并懼其升陽而出焰也。火隨焰升，下焦乃成氷窟。於是土神渙矣，土渙而水無制，始唯下奔，久乃上逆，寒勢攻冲，項刻而凌心，火厥竭亡。陽雖欲溫之，溫已無及。所以歷陳諸死證，蓋以防微杜漸，警人以履霜之懼也。究所由來，少陰勝而趺陽負耳。趺陽之負，火失溫耳。此之謂逆。若欲反逆爲順，無如殖土，殖土無如助火。此溫之一法，在少陰。較太陰倍爲孔亟也。余條此篇只以少陰負趺陽爲順一語。作上下文轆轤。上文猶之案也。而以此語反承作斷。下文猶之目也。而以此語順揭作綱。上下兩分。而條理秩然矣。或者難予曰。既已稱爲順矣。何以復有三承氣之證也。余曰。順之爲言。非必其人不病之謂也。亦非必其病平適盡就我菓品藥之謂也。但使證候顯明。無有疑難。治法直捷。不致傍撓。則硝黃直菓品視之耳。何逆之有。其間只四逆散一證。寒熱未經詳定。姑依小柴胡例從事和解然黃芩已經芟去而加減中則依然乾薑依然附子蓋仲景於溫之一字篇中不啻三致意焉今予一一條出使人知少陰之有火誠人身之至寶而不可須臾失也近時薛立齋亦有腎虛火不生土腎虛火不歸元等闡發似于仲景若有私淑者但所主僅金匱中八味丸一方易之作湯劑此祇能于水中補火非能從火中補土用之于雜證或宜至若卒病之來自不能不於仲景少陰篇數千百遍讀之而得其神且妙也

三百六一

少陰之爲病脉微細但欲寐也

少陰腎之經也其藏柔脆而夾乎二陰之間自尔受寒最深故其爲病如婦人女子之怯弱毫無氣力而簧媚蠱惑偏多設假舍脉無從得其證者凡陰脉皆沉異乎太陽之浮不必言矣陽明脉大微者大之反少陽脉弦細者弦之反沉而有兼陰證定矣故前太陰後厥陰俱不出脉象以少陰一經可以該之也但欲寐者陰氣盛而無陽邪乘之也一有陽擾輒復反是諸經首條所揭非證即病此

少陰病六七日前多與人以不覺但起病喜厚衣近火善瞌睡凡後面亡陽發躁諸劇證便

伏于此處矣
最要隄防

只以但欲寐寫及病證中之情態緣少陰多假總無眞證可揭彼方欲亂我於證之中我偏察彼于證之外此條之但欲寐合後條之口中和皆從閒淡處授人以秦鏡任彼粧妖幻怪而毫髮難逃所謂觀之於其所忽也

三百
一六三

少陰病始得之反發熱脉沉者麻黃附子細辛湯主之

一起病便發熱兼以陰經無汗世醫計日按證類能恣意于麻黃而所忌在附子不知脉沉者由其

雖身陰邪從陽而發陽根少陰故表有太陽裡有少陰

人腎經素寒雖表中陽邪而裏陽不能協應故沉而不能浮也沉屬少陰不可發汗而始得即發熱屬太陽又不得不發汗須以附子溫經助陽托住其裏使真陽不至隨汗而升其麻黃始可合細辛用耳

三百六三

少陰病得之二三日麻黃附子甘草湯微發汗以二三日無裏症故微發汗也

若前證得之二三日熱仍在表則麻黃勢未可除但減細辛加甘草溫裏卻兼和中稍殺麻黃之力

既云微發汗矣仍用以字故字推原之足見鄭重之意

可耳病屬少陰卽爲在裏非少陰内又有裡特以二三日内發熱外無他證候雖是少陰脉却無少陰證故畧兼太陽例治可見脉一見陰不但證上便要謹慎卽日子上亦要謹慎無論腎陽在所顧慮卽陽病亦見死之凶徵也○按此二條與太陽篇發熱頭痛脉沉用四逆者同一證彼以不差則期過三日可知病已入裏雖尚冒太陽頭痛直以少陰法律之此在初得二三日雖無頭痛證不容竟尔竄入少陰故仍兼太陽律之一出一入不啻

帶及一數脉。甚言沉爲在裡。凡百兼脉。皆從沉字斷。而不可發汗矣。

爰書假令前條得之二三日後二條過二三日不差。則四逆之與麻黃易地皆然矣。

三百六四　少陰病。脉細沉數。病爲在裏。不可發汗。

何謂之裏。少陰病脉沉是也。毋論沉細沉數。俱是藏陰受邪。與表陽是無相干。法當固密腎根爲主。其不可發汗。從脉上斷。非從證上斷。前法不可恃爲常法也。○薛慎菴曰。人知數爲熱。不知沉細中見數爲寒。甚眞陰寒證。脉常有一息七八至者。盡槩此一數字中。但按之無力而散耳。宜深察也。

三百六五

病人脉陰陽俱緊反汗出者亡陽也此屬少陰法當咽痛而復吐利

所以然者少陰乃真陽之根宜秘固不宜宣洩也試舉一病言之陰陽俱緊者傷寒脉也法當無汗反汗出者何也出腎陽素虛一遇寒侵其府藏氣輒不能內守而陽亡於外既已亡陽雖太陽病亦屬少陰矣所以孤陽飛越則咽痛無陽則陰獨而復吐利也寒循經上故吐腎不秘藏故利使其人腎藏素溫當不有此○仲景欲窮究下數條妄汗者罪欵故先出

汗出曰亡陽有以陰寒甚而見逆陽遂出亡也

三百六六

此一條自汗亡陽者立其案

少陰病欬而下利讝語者被火氣刼故也小便必難以強責少陰汗也

如不知腎爲眞陽之根而強責其汗其變有不可勝指者如少陰病欬而下利眞武中有此證水冷則金寒耳向至讝語知火劫而下寒上燥亂及神明也寒祗不能制水火則偏劫其津腎成一枯魚之寒肆小便自難讝語由火小便難由火之強責少陰汗少陰汗可強發乎兩兩結出恐人因讝語

兩下句推原其故欲人于此作規鑒也

熱盡在外知裡無熱殆近於結陰便血矣

小便難誤將少陰本病扯入陽邪內故重推原之

三百六七 少陰病八九日一身手足盡熱者以熱在膀胱必便血也

變不止小便難也藏中眞陽逼而盡散于膀胱府延至八九日肢體盡熱知津竭而血受煎熬前小便難者至此必便血矣此謂裏厥表竭○條中提出八九日字見東隅既失復不能挽之桑榆逗留之罪有歸矣

三百六八 少陰病但厥無汗而強發之必動其血未知從何道

五液皆主于腎故太陽當汗之證尺中一遲輒不可汗曰營氣不足血少故也况强發少陰汗乎周身之氣皆逆血隨奔氣之促逼而見故不知從何道出

出或從口鼻或從目出是名下厥上竭爲難治然血出下竅猶爲逆中之順若少陰病但厥無汗陽微陰盛可知只從少陰例治之可耳奈何强發之犯所禁乎夫汗釀於營分之血陽氣盛方能釀故陰經無汗總因陽微乃强發之汗疲于供自是逼及未曾釀之營血以苦應下厥上竭生氣之源索然矣難治者下厥非溫不可而上竭則不能用溫故爲逆中之逆耳○難治二字追從前之罪也

二百六十九
少陰病脉微不可發汗亡陽故也陽已虛尺脉弱濇

微弱濇推原少陰不可發汗下之之故非謂少陰遇此等脈輒不可汗下也亡陽二字是少陰所稟與太陰其藏有寒也同看

者復不可下之

總而言之少陰之脈必微必弱必濇微爲陽虛發汗愈亡其陽陽虛陰血自爾不足故尺脈不弱即濇下之并爾亡陰矣以此條結上文猶懸書國門使知入少陰而問禁也故并帶及復不可下之句汗詳而下畧者以少陰多自利證犯之可無易犯也但拈出尺脈弱濇字則少陰之有大承氣湯證其尺脈必强而滑已伏見於此處矣

三百七十

少陰病脈沉者急溫之宜四逆湯

沉字作少陰病現成脉看則溫字非少陰法外之法凡六七日諸変証死證俱從此處失去一慾字來

三百七一

少陰病禁汗禁下既聞命矣然則主治之法何者爲急曰少陰證具但見脉沉便是邪入藏而陰寒用事溫之一法不須遲疑矣四逆湯不必果四逆而後用之也

少陰病得之一二日口中和其背惡寒者當灸之附子湯主之

且果屬少陰病溫之不妨重溫也其法不必以日拘但以口中和爲驗故不必惡寒踡臥等證見也只背惡寒便是其候矣灸之仍主以附子湯見不

背者胸中之府陽受氣於胸中而轉行於背背惡寒者陰氣盛而聚也

妨放手用溫也○上條出脉不出證此條出證不出脉欲人從兩路夾出一少陰病來故上條只云脉沉不云脉細見有此條之口中和不必定微細也雖沉數可溫矣下一急字破人猶豫耳

三百七二　少陰病下利脉微濇嘔而汗出必數更衣反少者當溫其上灸之

溫乎其所當溫卽其證有難用溫者亦不妨設法溫之如少陰病下利陽微可知乃其脉微而且濇則不但陽微而陰且竭矣陽微故陰邪逆上而嘔

汗出已亡陽，利嘔更亡津液，全賴數更衣反少，氣滞下焦，不至成脫，惟恐脫及上焦耳，故温其上。温字內亦可兼温藥升陽大補心肺。

陰竭故汗出而勤努責一法之中既欲助陽兼欲護陰則四逆附子輩俱難用矣唯灸及頂上百會穴以温之既可代薑附輩之助陽而行上更可避薑附輩之辛竄而燥下故下利可止究于陰血無傷可見病在少陰不可以難用温遂棄去温也

三百七三

少陰病，吐利，手足厥冷，煩躁欲死者，吳茱萸湯主之。

温法原爲陰寒而設顧真寒類多假熱凡陰盛格陽陰證似陽等皆少陰中蠱惑人耳目處須從假處勘出真因方不爲之牽制如吐利而見厥冷是

胃陽衰而腎陰併入也誰不知爲寒者顧反見煩躁欲死之證以誑之不知陽被陰拒而置身無地故有此象吳茱萸湯挾木力以益火勢則土得溫而水寒却矣緣此證全類厥陰非吳茱萸湯無以蔽其奸也

三百七四

少陰病欲吐不吐心煩但欲寐五六日自利而渴者屬少陰也虛故引水自救若小便色白者少陰病形悉具小便白者以下焦虛有寒不能制水故令色白也

下利而渴與猪苓證同別在但欲寐且猪苓證小便必不利而赤也飲水與白頭翁證同彼曰以有熱故也小便亦必不白

腎水欠溫則不能納氣氣不歸元逆於膈上故欲吐

不第此也人身陰陽中分下半身屬陰上半身屬陽陰盛于下則陽擾于上欲吐不吐心煩證尚模糊以但欲寐徵之則知下焦寒而胸中之陽被壅治之不急延至五六日下寒甚而閉藏徹矣故下利上熱甚而津液亡矣故渴虛故引水自救非徒釋渴字指出一虛字來明其別于三陽證之實邪作渴也然則此證也自利為本病溺白正以徵其寒故不但煩與渴以寒斷卽從煩渴而悉及少陰之熱證非藏陽卽格陽無不可以寒斷而從溫治

不吐腎氣動
膈故心煩

○煩證不盡屬少陰故指出但欲寐來渴證不盡屬少陰故指出小便白來結以下焦虛有寒教人上病治在下也蓋上虛而無陰以濟總由下虛而無陽以溫二虛字皆由寒字得來

三百七十五

少陰病下利白通湯主之

承上言前證下利不但與太陰之四逆輩有異亦與本經之真武有異蓋上之君火表之標陽欲越已從渴處露倪須于溫法中使之得返於内歸於源方為佳兆故用四逆加葱白易名曰白通通其

陽而陰自消之義也。合之上條彼是證此是治。

三百七十六 少陰病，下利，脈微者，與白通湯。利不止，厥逆無脈，乾嘔煩者，白通加猪膽汁湯主之。服湯，脈暴出者死，微續者生。

乾嘔煩者，寒氣格拒陽氣逆亂也。

可見少陰病凡屬陰證似陽之類，俱由失之於五六日前，至於下利便自擔差，以陰病屬諸微亡陽之脈故也。與白通湯利不止，厥逆無脈，乾嘔煩者，則知陰邪壅盛，熱藥并爲寒格，陽欲通而不得通，致陰陽不相接續使然耳。用前方加人尿猪膽汁

白通加豬膽汁實開後人寒因熱用之始

二百七七

爲導從陽引至陰所謂求諸其屬也暴出者死無根之陽驟迸諸外也微續者生陽氣漸交陰肯納也總上三條共是一證此條乃出脉并救後之法首條少陰病形悉具句即指此條諸見證言差誤不在下利後由六七日前之人防微失着致六七日後之人救逆多憂耳

少陰病下利清穀裏寒外熱手足厥逆脉微欲絶身反不惡寒其人面赤色或腹痛或乾嘔或咽痛或利止脉不出者通脉四逆湯主之其脉即出者愈

此陽亦非虛陽下寒甚而氣不下通遂成怫鬱蓋君火之化也

看來少陰病下利煞與他經不侔所下爲淸穀不必言乃裏寒偏多外熱證何見裏寒手足厥逆脉微欲絶是也何見外熱身反不惡寒其人面赤色是也究竟熱因寒格無論腹痛乾嘔咽痛皆下利中格陽一類可以不理即使利止而脉仍前欲絶不出勿謂裡寒已退輒妄治其外熱也須循四逆湯例消陰翳于下部但加葱白宣陽氣于上焦使陽氣通脉亦通而即出爲眞愈不然少陰下利止且有頭眩時時自冒之死條在非盡保慶時也

三百七八

少陰病下利便膿血者桃花湯主之。

從前諸下利之用溫者以其證盡屬寒也不知病在少陰即證之挾熱者亦不能棄溫而竟用涼也即以便膿血論便膿血而傳自下利是由胃中濕邪下乘而入於腎也實是腎陽不足不能載土所以有此石脂塞其下源則水可截乾薑粳米溫補夫中焦則土可升苟不知此而漫云清滌腎氣一寒土從水崩而陽氣脫矣

坤厚能載方可振河海而不洩攝者溫則不沉也

三百七九

少陰病二三日至四五日腹痛小便不利下利不止

下利便膿血與便膿血有澁燥之分

便膿血者。桃花湯主之。

抑前證毋論其得之初起也。即二三日至四五日。未可視其為傳經之熱邪也。腹痛而小便不利。水上混淆可知。雖是土虛不能制水。終是火衰不能旺土。仍主前方。則水得火而能輸。土得火而能燥。苟不知此而漫云滲泄。胥防一徹。前後泄利。而陽神陷矣。

三百八十

少陰病。下利便膿血者。可刺。

或不得已而疑前方之澁而助壅。則宣洩之法。不

妨轄之以刺刺僅去經中之熱而無寒凉以及藏也故曰可耳

三百八一 少陰病下利咽痛胸滿心煩者猪膚湯主之

又以咽痛論下利雖是陰邪咽痛實爲急候況兼胸滿心煩誰不曰急則治標哉然究其由來實是陰中陽乏液從下溜而不能上蒸故有此只宜猪膚湯潤以滋其土而苦寒在所禁也

雖是潤劑却加白粉少陰經所重者趺陽也

三百八二 少陰病二三日咽痛者可與甘草湯不差者與桔梗湯

若咽痛而不兼下利則自無胸滿心煩之證雖不由于腎寒上逆然只熱客少陰之標而無關藏本苦寒則犯本不可用也只宜甘草緩之不差者經氣阻而不通也加苦梗以開之喻嘉言曰此在二三日他證未具故用之若五六日則少陰之下利嘔逆諸證蠭起此法并未可用矣

二百八十三

少陰病咽中痛半夏散及湯主之少陰病咽中傷生瘡不能語言聲不出者苦酒湯主之

至若咽中痛較咽痛爲甚矣甚則似可涼治不知

少陰之有咽痛皆下寒上熱津液搏結使然無厥陰撞氣故不從肺但視氣勢之微甚或潤或解或溫總不用着涼劑

熱微只屬經菀熱甚反有寒羈不但苦寒不可有并辛熱不可無矣半夏肯②及湯散寒滌飲之不暇敢犯本乎逆至咽中爲痛所傷漸乃生瘡不能語言聲不出者由從前不知散寒滌飲遂至此雖桂枝之熱不可有而半夏之辛則難除只從雞子以潤之苦酒以降之此不但能治標即屬陰火之沸騰者亦可抑而散矣何嘗于腎本有犯也

三百八四　少陰病飲食入口即吐心中温温欲吐復不能吐始得之手足寒脉弦遲者此胸中實不可下也當吐之

胸中實何與少陰緣下面之寒上逆飲食未經入腹寒格在胸不得陽以化之故飲而爲寒經曰膈氣虛脈乃數脈數爲虛則知弦遲之爲寒矣

若膈上有寒飲乾嘔者不可吐也急溫之宜四逆湯○列此而有挾飲者然病在少陰亦當從溫以化之不能純作飲治也如飲食入口即吐業已吐訖矣仍復溫溫欲吐復不能吐溫溫字與下文寒飲字對欲吐復不能吐與下文乾嘔字對乾空也此非關後入之飲食吐之未盡而胸中另有物爲之格拒也尚有模糊不妨驗及未飲食時之證與脈如始得之手足寒脈弦遲者雖曰陰邪然實與虛不同而虛與實之部位上中下又不同胸中實者寒物窒塞于胸中則陽氣不得宣越

所以脉弦遲而非微細者此手足寒而非四逆者此飲食入口卽吐心中溫溫欲吐復不能吐皆是物也寒在胸中但不可下而屬實邪溫亦被格但從吐治一吐而陽氣得通吐法便是溫法若膈上有寒飲乾嘔者虛寒從下上而阻留其飲于胸中究非胸中之病也直從四逆湯急溫其下矣

三百八五

少陰病二三日不已至四五日腹痛小便不利四肢沉重疼痛自下利者此爲有水氣其人或欬或小便利或下利或嘔者眞武湯主之

飲食入口卽嘔物盛滿而上嗌也復不能嘔者盛滿者未盡去也

腎中風寒水乃泛上此水即腎中陰氣所生也經曰腎者牝藏也地氣上者屬于腎而生水液也

真武湯之治欬以停飲與裡寒合也小青龍之治欬以停飲與表寒合也

外此而有挾水氣者然病在少陰亦只從溫以鎮之不能緊作水氣治也緣水氣唯太陽與少陰有之以二經同司夫水也病則水氣不散畜而爲相因之加病其水内畜則腹痛小便不利而下利其水氣外滯則四肢沉重而疼痛其水氣挾寒而上射與上壅則欬而或嘔證與太陽雖無大異然太陽從表得之膚腠不宣而水氣爲玄府所過故以小青龍發之少陰由下焦有寒不能制伏本水一二日至四五日客邪得深入而動其本氣遂至泛

溢而見前證緣所由來實是胃陽衰而隄防不及也故用真武湯溫中鎮水收攝其陰氣若用小青龍則中有麻桂發動腎中真陽遂爲奔豚厥逆禍不旋踵矣

三百八十六

少陰病身體疼手足寒骨節痛脉沉者附子湯主之

就水氣而例之則少陰病凡其稍隣于太陽者俱不得從太陽治發動腎中真陽之本矣如身體痛手足寒骨節痛太陽傷寒同有此證也以脉沉辨之沉屬陰寒重着所致裏陰有餘表陽不足附子

此屬少陰之表一層病。經脉上受寒也。以在陰經則亦屬裡故溫外無法。

湯主之溫而兼補助陽氣以禦陰寒於所謂脉沉者急溫之蓋始終不能異其治也○條中單拈一沉字沉而着也故所見者寒實之證經曰諸痛爲實是也寒實無假熱證寒虛多假熱證假熱之脉必兼微弱否亦數而微細欲絕固知脉難假也若服寒涼反見數大無倫次蓋授之以假具也

三百八七

少陰病。下利。若利自止。惡寒而踡臥。手足溫者可治。

合觀從前諸治可見少陰病脉沉者急溫之爲一大法矣一或當溫不溫其變有不可勝言者然寒

利自止者。經中之寒已去也。藏中陽氣未回。故仍惡寒踡臥。肰手足溫者。趺陽操勝。生陽之氣不難回也。

三百八八

此證無自利。知陽氣未脫。故不必手足溫。而自煩之心陽。欲去衣被之微陽。不難協濟以攻此孤陰。

之着也有淺深。證之變也有輕重如少陰病下利而利自止則陰寒亦得下祛而又不致于脫雖有惡寒踡臥不善之證但使手足溫者陽氣有挽回之機雖前此失之於溫今可尚溫而救失也

少陰病。惡寒而踡。時自煩。欲去衣被者可治。

少陰病不必盡下利也只惡寒而踡巳知入藏深矣煩而去衣被陽勢尚肯力爭也而得之時與欲又非虛陽暴脫者比。雖前此失之於溫今尚可溫而救失也

三百八九

少陰七八日之下利類成亡陽此以脉緊爲腎受客寒非本藏自病故得手足反溫趺陽可勝寒邪下出也緊去脉暴微少陰復其本脉非諸微亡陽之比手

少陰病脉緊至七八日自下利脉暴微手足反溫脉緊反去者爲欲解也雖煩下利必自愈

少陰脉緊所云陰常在絕不見陽之診也至七八日自下利寒之入藏者似加深也然脉於利後頓變緊而爲微手足于利後反不溫而爲溫則微非諸微亡陽之微而緊去入安之微蓋以從前之寒已從下利而去故陽氣得回而欲解也雖煩下利必自愈緣寒之入腎者未深故前此雖失之於溫今雖不溫而可僥倖也

足温營三百
衛通利九十
故也。
吐利幾于上
下交征得環
中之胃陽不
困則陰氣可
從裡達表不
宜發熱者予
此反宜也脈
不至者陽方
外向裡氣不
應也得火力
而表裡上下

少陰病吐利手足不逆冷反發熱者不死脈不至者灸少陰七壯

少陰病吐而且利裏陰勝矣以胃陽不衰故手足不逆冷夫手足逆冷之發熱為腎陽外脫手足不逆冷之發熱為衛陽外持前不發熱今反發熱自非死候人多以其脈之不至而委棄之失仁人之心與術矣不知脈之不至由吐利而陰陽不相接續非脈絕之比灸少陰七壯治從急也嗣是而用藥自當從事于温苟不知此而妄攻其熱則必死

無不亦罔矣。

陽受氣於四肢，雖主於脾，實腎中生陽之氣所奉。故手足之温與逆，關於少陰者最重。

不攻而坐視以失圖維，則不死亦死。吾願人嘗知人命爲重也。

三百九一 少陰病，惡寒身踡而利，手足逆冷者，不治。

諸可治之證，以陰寒雖勝而火種猶存，着意燃炊，尚堪續熖。倘令陽根澌盡，一綫無餘，縱爾安鑪，何從覓燧？所以少陰病惡寒身踡而利，手足逆冷者不治，有陰無陽故也。雖有仁人之心與術，徒付之無可奈何。使早知助陽而抑陰也，寧至此乎？

三百九二 少陰病，吐利，躁煩，四逆者，死。

由吐利而躁煩陰陽離脫而擾亂可知加之四逆胃陽絕矣不死何待使蚤知溫中而煖土也寧有此乎○此與吳茱萸湯證只從躁逆先後上辯一則陰中尚現陽神一則陽盡唯存陰魄耳

三百九三

少陰病四逆惡寒而身踡脉不至不煩而躁者死

諸陰邪具見而脉又不至陽先絕矣不煩而躁陰無陽附亦且盡也經云陰氣者靜則神藏躁則消亡蓋躁則陰藏之神外亡也亡則死矣使早知復脉而通陽也寧有此乎

帝曰或喘而死或喘而生者何也岐伯曰厥逆連藏

三百九四 少陰病下利止而頭眩時時自冒者死

下利止而頭眩時時自冒者腎氣通于腦也語云黃河之水天上來陰津竭于下知髓海枯于上也前此非無當温其上之法惜乎用之不預也無及矣

三百九五 少陰病六七日息高者死

夫肺主氣而腎爲生氣之源蓋呼吸之門也關係人之生死者最鉅息高者生氣巳絕于下而不復納故游息僅呼于上而無所吸也死雖成于六七

則死連經則生此以六七日經邪已轉藏也

日之後而機自兆于六七日之前旣值少陰受病何不預爲固護預爲隄防迨今眞陽渙散走而莫追誰任殺人之咎凡條中首旣諄諄禁汗繼卽急急重溫無非見及此耳今則死證班班未知讀夫論者能增其臨深履薄之懼否也

三百九十六

少陰病脉微沉細但欲卧汗出不煩自欲吐至五六日自利復煩躁不得卧寐者死

以今時之弊論之病不至于惡寒踡卧四肢逆冷等證疊見則不敢溫嗟乎證已到此溫之何巧③兀④

少陰本病祗算陰盛陰不已而汗出是為亡陽亦少陰一經表裡之分也陽亡必見煩躁等證者鬼氣欲成燐也病此者多晝隱夜

此諸證有至死不一見者則盡于本論中要旨一申詳之少陰病脉必沉而微細論中首揭此葢已示人以可溫之脉矣少陰病但欲臥論中首揭此葢已示人以可溫之證矣汗出在陽經不可溫而在少陰宜急溫論中葢已示人以亡陽之故矣況復有口中和之證如所謂不煩自欲吐者以互之少陰中之真證不過如此其餘一皆詭證不足憑也此時邪亦僅在少陰之經未遽入藏而成死證也然堅冰之至稍一露倪則真武四逆誠不啻三

現故不得臥寐

年之艾矣不此綢繆延至五六日在經之邪遂爾入藏前欲吐今且利矣前不煩今煩且躁矣前欲臥今不得臥矣陽虛已脫陰盛轉加其人死矣醫者尚不知爲何病或曰陽證見陰脉宜死或曰陰陽兩感不治抑或曰此傳經熱邪前此失下而成不治之壞病倘有一人語之以少陰失溫必且鬨然曰其人不手足厥冷不惡寒踡臥而且煩躁如是不得臥如是何陰證之有子妄矣噫嘻吾見其人矣吾聞其語矣因悟仲景一片婆心歷歷諸死

三百九七

許人謂補腎不如補脾蓋見及此也又有謂補脾不如補腎者兼補其母也母者火也何後人以補腎二字遂闢出滋陰一門滋陰自是瀉陽互

證益不啻輿尸以諫也

少陰負趺陽者爲順也

此條反以承上順以起下乃一篇之關鍵少陰諸死證皆由失之於溫溫者補火以殖土使土氣蕃育恒操其勝勢而作鎭中州則水寒却而成溫泉不但免夫泛濫之虞而熟腐水穀充膚澤毛皆賴之矣唯不知此而失之於溫則趺陽負而少陰乃勝水寒互勝以無所畏而上凌心火眞陽倐爾滅沒逆莫大焉知趺陽負少陰之爲逆則知少陰負

順爲逆，由未奉教于仲景耳。

趺陽之爲順矣。

三百九八　少陰病得之二三日口燥咽乾者。急下之。宜大承氣湯。

少陰苟負趺陽則亦有少陰負趺陽之病然而不足虞也有如口中和者少陰證也二三日而口燥咽乾便見陽明之證知少陰之負趺陽矣是爲土氣有餘有餘者可瀉大承氣湯不似陽明經之尚多顧慮也

三百九九　少陰病。自利淸水。色純青。心下必痛。口乾燥者。急下

自利清水無穀滓色純青并無穀色穀皆散也

之宜大承氣湯

又如自利清水色純青似屬陰邪用事矣其人心下必痛乃土來心下水自溜而穀自留也以口中和之少陰變爲口乾燥之陽明知少陰之負趺陽矣治可同前不必濡滯也

四百

少陰病六七日腹脹不大便者急下之宜大承氣湯

至于六七日腹脹不大便是少陰轉屬陽明之候少陰負趺陽諦矣證甚顯明知一下之外無餘事誠莫便捷于大承氣矣何所顧忌而不宜之也

病此者腎中素有燥邪也燥則生熱故纔少陰病便覺火土氣勝陰精不能上奉故也治以黃連阿膠湯

此三證自是陽明病欲以脉沉匿入少陰中故仲景便于少陰中用陽明法使其匿無所匿知賊臣不以出疆免也

四百一

少陰病得之二三日以上心中煩不得臥黃連阿膠湯主之

三大承氣證乃少陰負趺陽之甚者固下其所當下不爲逆也若負雖不甚亦必見出趺陽之證不至于誤益陽明之病不得眠與少陰之但欲寐者自反少陰二三日以上心中煩而有此知土挾毋

滋陰退陽，蓋以火之下，陰精承之也。

邪以乘水，是亦少陰負趺陽之類也。治用芩連清土母之熱，芍藥、阿膠、雞黃濟陰而潤其燥，火土潤而腎水寧矣。○不得眠者，口中自不和；口乾燥者自難。但欲臥而腹脹不大便者，益可知矣。固知上下皆互文也。⑤

四百二

少陰病，下利六七日，欬而嘔渴，心煩不得眠者，猪苓湯主之。

又就不得眠之證而推之，下利似乎陰勝矣，即六七日欬嘔渴煩，亦尚與少陽模糊，惟徵之不得眠少陰爲寒蔵。不畏陽邪之擾。陽邪中有火有土皆將中生陽之氣也。隨其實而瀉之殊有易易。數條中承氣從攻。猪苓從滲。黃連阿膠瀉而滋。四逆散和而解。陰病見陽。皆有順脉之證。

知濕土擱截中焦致水不上升而火不下降猶之少陰負趺陽者類也治用猪苓湯分清降濁土濕流。而水火濟矣此證以下利作主五苓散宜亦可用乃用猪苓湯者以猪苓湯爲陽明經藥故仍以之抑趺陽而濟少陰也○凡論中着日子處俱有深思不得草草讀過就少陰一篇合言之三百六十二條三百六十三條云始得之及得之二三日者重在日子也見初得二三日不得不微發汗也三百七十一條云得之一二日又所以緯此條之

與腎經寒證作比勘又何難游刃有餘也

意見少陰病不可泥定初得二三日便宜發汗若微見裏證雖一二日自以温法爲正也三百七十九條云二三日至四五日者輕存日子也見不拘其二三日及四五日而見下利便膿血只宜温也三百八十二條云二三日雖不同證亦可以緯此條之意見少陰病如咽痛之用甘桔湯只可用之二三日上過此則不宜也三百八十五條云二三日不已至四五日及四百二條云六七日者紀日子之過也水氣及嘔渴欬煩諸證因日子纒綿而

成也三百八十九條云七八日者錄日了之功也寒邪賴日子久遠不能持而自解也三百七十四條云五六日者從前病而俐後病也前之心煩則兼但欲寐後之渴而引水則兼小便白寒熱不因日子而變易也三百八十四條云始得之者從後病而審及前病也因後病有些模糊溯前病之證與脉而實虛自辯也三百九十八條云二三日者急之之詞也病見於倉猝不妨治以倉猝也四百條云六七日者緩之之詞也病欲爲盈滿不妨待

其盈滿也三百六十七條云八九日者計日以責醫也何前此之玩愒而不知救誤也三百九十五條云六七日三百九十六條云五六日者責之之甚也玩愒而至于死以殺人律之宜反坐也四百一條云得之二三日以上者著目之與以別病之同欲醫人準此而慎乎毫釐千里之間毋鹵莽而輕人命也緣三百九十六條有煩躁不得眠爲死證却在五六日之後而五六日前原不煩原但欲寐故以得之二三日以上別之見起病時便心煩

不得臥與彼條變成者大相懸絕醫者不可不詳察也即仲景編日之法細細求之何啻孔子春王正月之書稍一檢點便覺無限雲日風霜縈繞乎字句之上註家一遇二三日即云傳邪尚淺一遇六七日即云傳邪已深傳會成說無所不至正如鄉人仰月色之盈虧以計朔望不復知盈虧中自有二十四氣相爲倚伏也余甚惜夫讀傷寒論者終日吟哦終日考核仍未免糊塗日子虛度光陰也

治同眞武，而不作水氣治者，散中有升有降，氣及土症，雖有水邪從土滲矣。

四百三　少陰病，四逆，其人或欬，或悸，或小便不利，或腹中痛，或泄利下重者，四逆散主之。

至若少陰不甚負趺陽，亦不甚勝，則溫固難用，凉亦難從，只從中治，爲解散，亦少陰之一法也。初得之四逆，固非熱證，亦非深寒，欬悸而或小便不利，旣似乎水畜，腹痛泄利，又似乎寒凝，其中更兼下重一證，得毋氣滯在趺陽，而經絡失宣通也。雖四逆散於升淸降濁中，兼有益陰之義，然大旨只在疏趺陽之滯，而照證加減，則仍從眞武例，抑陰

此處四逆中經輸被附之故故丸證煎及上中下三部

而助陽蓋不欲少陰勝而趺陽負也據此而少陰之在溫不可識乎豈唯少陰推之太陰厥陰亦何莫非此義余願同志此事者須掃去胸中傳經爲熱之宿見方于仲景之牆不致面而立也

四百四

少陰中風脈陽微陰浮者爲欲愈

少陰中風與太陰不甚異在太陰爲土得陽和在少陰爲春風解凍故雖陽微如故而陰脈從下欲起巳上邪從外向矣

四百五

少陰病欲解時從子至寅上

腎中之生陽在子。而丑中有土。寅中有火。陰翳須從此爲開泰也。

傷寒論後條辯卷之十一 終

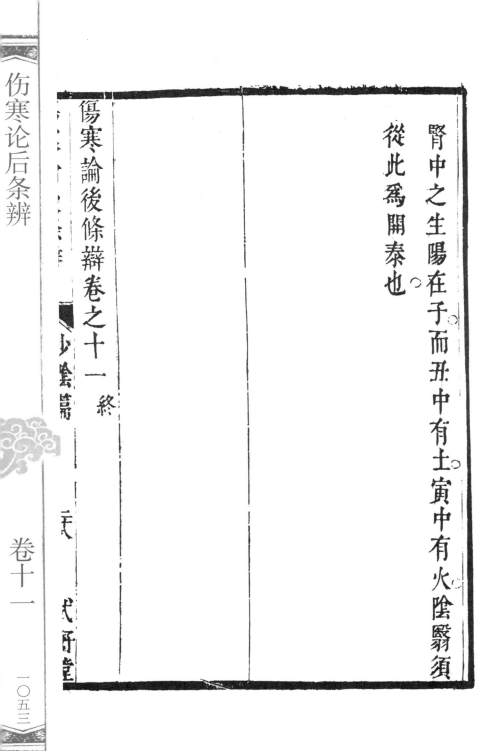

校注

①一：校本作『之』。
②□□□：底本此三字残损，校本作『半夏散』。
③□：底本此字残损，校本作『及』。
④□：底本此字残损，疑为『况』。校本作『哉』，属上读。
⑤難：校本作『必』。

傷寒論後條辯卷之十二　一名直解

新安程應旄郊倩條註

辯厥陰病脉證篇

厥陰在三陰爲盡盡者極也物極則反故肝雖陰藏而木中寔胎火氣非若少陰純以陰寒主令也然少陰即厥陰母家未有母寒而子不受母氣者故厥陰之寒屬腎陰所移者居多陰寒盛于下則所胎之火氣就子而發現木火通明此火殊屬眞

厥陰亦中有火此火爲陰火故有時而下有時而上厥爲陰陰氣下行極而上則發熱矣熱爲陽陽氣上行極而下則又厥矣調和於二者之間功在安胃

火非若少陰之純假也故有時可以壓伏可以寒折特以陰下而陽上陰陽有不相順接之處所以勝復之間大伏危機以水能剋火而淫木更不能助其熖也一見厥證便宜消息圖維但厥陰乃六經中之一經而厥證則諸證中之一證盡以厥證入之厥陰則虛寒雜證皆得以紫亂朱而頭緒紛然遂成亂絲矣故余條此篇首以不可下爲禁即繼之以可水下取溫而上取凉即烏梅丸之用芩連亦此義也溫凉有法則陰陽不相順接之厥治

厥陰爲乙木性宜沉水中

之自爾絲絲入扣縱有攔入厥陰之證不妨以本證爲經而以雜證作緯有綱有目條理秩然矣所以下利嘔噦三項僅以其餘及之從來繁聲競響雜亂無如厥陰篇一經條辯而金聲玉振殊覺正始之音尚可敲而可戛也

四百六

厥陰之爲病消渴氣上撞心心中疼熱饑而不欲食食則吐蚘下之利不止

厥陰者兩陰交盡陰之極也極則逆逆固厥其病多自下而上所以厥陰受寒則雷龍之火逆而上

有火沉則火下抱而腎水溫升則火上撞而腎水寒故氣上撞心一句消渴用之心中疼熱故飢食則吐蚘亦由之飢不能食故也此氣乃木氣厥熱二字俱此一氣爲勝復

奔撞心而動心火心火受觸則上焦俱擾是以消渴而心煩疼胃虛而不能食也食則吐蚘則胃中自冷可知以此句結前證見爲厥陰自病之寒非傳熱也且以見烏梅丸爲厥陰之主方不但治蚘宜之蓋肝脉中行通心肺上巔故無自見之證見之中上二焦其厥利發熱則厥陰之本證胃虛藏寒下之則上熱未除下寒益甚故利不止

厥陰病欲飲水者少少與之愈

但厥陰之見上熱由陰極於下而陽阻於上陰陽

木得水滋，其火自沉，沉則腎水溫矣。

不相順接使然，非少陰水來剋火亡陽於外者比。寒凉不可犯下焦，而不妨濟上焦，欲飲水者少少與之，使陽神得以下通，而復不犯及中下二焦，亦陰陽交接之一法也。

四百八 凡厥者，陰陽不相順接便爲厥，厥者手足逆冷是也。

四百九 諸四逆厥者，不可下之，虛家亦然。

以首條之誤下而利不止，及次條之與水則愈合觀之，陰在下而陽在上，可得厥陰經之大旨矣，故要緊在厥之一字，不可不分疏明白，先提其大綱厥陰爲寒藏是厥字源頭。木中有火見熱字源頭。爲厥爲熱總此經氣爲變現。

觀便爲二字。此厥字爲厥陰之厥非厥冷及諸家之厥也。

陰陽不相順接之厥。經曰。陰陽異位。更實更虛更逆

而後細分其節目也人惟陽得下行以接乎陰則陰中有陽而無厥證唯陰得上行以接乎陽則陽中有陰而無發熱證此之謂順今之所云厥者心肺之陽祇主其陽於上肝腎之陰祇主其陰於下兩者不相承接唯視其勝復以爲寒熱發熱爲陽厥逆爲陰不言發熱單言厥者厥爲亟也此陰陽不相接續之病厥陰之稱爲厥者即此便是非盡手足逆冷方謂之厥也至于陰寒發厥則專主于四肢逆冷即下文所謂有陰無陽者是此少陰之

更從之謂也手足逆冷之厥經曰氣因于中陽氣衰不能滲營其經絡陽氣日損陰氣獨在之謂也至于厥有寒熱者經云陽氣衰于下則爲寒厥陰氣衰于下則爲熱厥之謂也諸四逆厥者經云氣多少逆皆爲厥之謂也

病卽厥陰有此亦屬少陰移來因另是一厥非陰陽不相接續之厥也二項而外更多雜證發厥者諸四逆如脉促而厥脉滑而厥脉乍緊而厥心下悸而厥咽喉不利而厥此又一厥也在陰陽不相順接之厥可酌量乎厥應下之之條而手足逆冷之厥人皆知從事於溫而亦無下之之誤獨諸四逆之厥挾寒者少挾熱而爲邪所乘者多不無可下之疑似不知病在厥陰之寒藏終是寒主而熱客雖可下而不可下也外是則有虛家雖其間有

發厥者有不發厥者而不可下則亦同於諸四逆厥者何也蓋虛在厥陰多由血少而燥否則寒澀血而爲冷結此等虛家多有五六日不大便者故以爲亦不可下也明此四者之證而一一分疏之治法朗如列眉矣

四百十

傷寒一二日至四五日而厥者必發熱前熱者後必厥厥深者熱亦深厥微者熱亦微厥應下之而反發汗者必口傷爛赤

請以陰陽不相順接之厥言之傷寒毋論一二日

發熱而厥無自利證此由木氣素燥病纔來而燥氣得操其勝熱雖下焦之寒亦從上焦之熱所逆故陽勝而不容陰復陽內陰外是爲熱厥

陰厥爲陰中之陰陽厥爲陰中之陽厥應下之通其陰陽也在去其燥不在蕩滌腸胃上

至四五日而見厥者必從發熱得之熱在前厥在後此爲熱厥不但此也他證發熱時不復厥發厥時不復熱蓋陰陽互爲勝復也唯此證孤陽操其勝勢厥自厥熱仍熱厥深則發熱亦深厥微則發熱亦微而發熱中兼夾煩渴不下利之裏證總由陽陷于內菀其陰於外而不相接也須用破陽行陰之法下其熱而使陰氣得伸逆者順矣不知此而反發汗是徒從一二日及發熱上起見認爲表寒故也不知熱得辛溫而助其升散厥與熱兩不

熱厥為熱入裡反發其汗則胃中津液愈燥竭而藉得上衝故口傷爛赤此熱為陰熱無關於表故雖一二日不可汗而可下熱久逆則厥五藏不平六府閉塞之所生也故應下之厥亦是假熱處宜下

除而早口傷爛赤矣○一友云厥應下之下之為言泄也不指定承氣言故不出方肝屬陰而惡燥凡酸醎潤下之品亦陽之泄也此說非不可從然細思之仲景於厥陰篇無一條無方者其所不出者皆有所伏而欲人互得之也豈於下之之條欲人另自融會當不其然下利譫語條小承氣湯一方在陽明原為和劑以減去芒硝祇是下邪熱非下胃寔則裏有邪熱者何不可互而用也

四百十一 傷寒脈微而厥至七八日膚冷其人燥無暫安時者

此與上條在陰陽不相接中另提出其不容勝復之厥也厥陰之厥與熱皆有勝有復其有同此病机而不容勝復者則又視乎其

此爲藏厥，非爲蚘厥也。蚘厥者，其人當吐蚘，令病者靜而復時煩，此爲藏寒，蚘上入其膈，故煩，須臾復止。得食而嘔，又煩者，蚘聞食臭出，其人當自吐蚘。蚘厥者，烏梅丸主之。又主久利方。

至若寒厥，則有之與陰陽不相順接之厥不侔，請先形容之，使人知所辨別也。脈微而厥，純陰之象徵于脈矣；至七八日，尚自膚冷，無陽之象徵于形矣；陰極則發躁，無復陽援，是以擾亂無暫安時也。此自是少陰藏厥爲不治之證，厥陰中無此也。至人之胃氣胃氣熱者陰當復而不能復厥深熱深證也胃氣寒者陽當復而不能復蚘厥證並吐蚘厥而先之以藏厥故不得借此形彼見蚘厥雖同寒勝與藏厥之有陰無陽在陰陽不相順接外者不可同日語也脈微非遲其脈別也

于吐蚘爲厥陰本證則蚘厥可與陰陽不相順接者連類而推也煩則非躁須臾復止則非無暫安時祇因胛藏受寒蚘不能安故因胃中陽氣而上逆始而入膈則煩繼而聞食則嘔且吐也陰陽錯雜則亦不接所以見厥較之上條此爲孤陰操其勝勢烏梅丸破陰以行陽於酸辛入肝藥中微加苦寒納逆上之邪陽而順之使下也名曰安蚘寔是安胃故幷主久利見陰陽不相順接厥而下利之證皆可以此方括之也○前條出厥應下之之

膚冷躁無暫安時，其證別也。膚冷字緊對發熱字看。厥成於陰陽不相順接，烏梅丸之治，不過使陰陽各歸其位耳。大法是用溫，其加苦寒者，乃治寒以熱、涼而行之之意也。

治而拖一誤汗口傷爛赤之證來。蓋爲下文喉中痛、便膿血、發癰膿等證張本。見無非應下之證也。尤恐人岐之爲二，故下文復有便膿血者，其喉不痺之示。此條出烏梅丸方而拖一久利之治來。蓋爲下文厥利證張本。見無非烏梅丸之治也。尤恐人該括不來，故下文復有發熱而利者必自止。見厥復利之示。此等關會處非細細讀之，孰領其神聖工巧於無方無外哉。

四百十二 傷寒，始發熱六日，厥反九日而利。凡厥利者，當不能食，今反能食者，恐爲除中，食以索餅，不發熱者，知胃氣尚在，必愈。恐暴熱來出而復去也，後三日脉之，其熱續在者，期之旦日夜半愈。所以然者，本發熱六日，厥反九日，復發熱三日，并前六日，亦爲九日，與厥相應，故期之旦日夜半愈。後三日脉之，而脉數，其熱不罷者，此爲熱氣有餘，必發癰膿也。

打破藏厥蚘厥疑關，則陰陽不相順接之厥，可廣及之矣。如傷寒始發熱六日，脉必數，而陽勝可知。厥反九日而利，不復發熱可知。蓋陽極而陰氣來

始發熱始字，非從太陽說起，始得之反發熱脉沉，雖似少陰，而沉中帶數。凡消

消氣上撞心等兼證，自是不同，始厥亦同看。脉沉遲亦少類少陰，而熱證與發熱處同，但多自利耳。

胃氣二字三陰皆賴之，爲同陽土。

大抵陽熱有餘則傷氣，陰熱有餘則傷血。陰熱由於燥也。

復且勝也。此九日內當不能食，今反能食者，恐爲除中。食以索餅不發熱者，自是胃陽在內消磨水穀，中氣尚在，故可懸斷其愈。但愈必俟發熱，恐熱來而復去，與九日之厥期不相應，猶非眞愈。後三日脉之而數，脉尚在，知其熱必不去，可與之決愈期矣。雖熱有首尾，而計日不差，亦謂之陰陽平等故愈。愈後仍脉數，仍發熱，此邪陽反勝，而陰血必傷，厥應下之之法，可用於此。三日內矣，不知下而致熱氣留連于肉腠，則癰濃①之發必不免耳。

既有下法而戒用黄芩者何也下中有潤法從陽達陰黄芩陰寒而燥功水減火陰經偏燥邪而無寔熱者切忌

四百十三

傷寒脉遲六七日而反與黄芩湯徹其熱脉遲爲寒今與黄芩湯復除其熱腹中應冷當不能食今反能食此名除中必死

遲爲寒對前條看則發厥而利可知六七日陽氣勝而欲復厥去而發熱矣此時祇宜保護微陽以待其盡復奈何反與黄芩湯徹其熱以脉遲之寒證投黄芩湯之寒藥胃冷不能納食是其常也此證急用烏梅丸尚有可温一法以之破陰而行陽若反能食對上文看則食入必發熱可知是乃中

厥陰之有消渴除中同一病機皆下寒而上熱也胃氣在則爲消渴胃氣亡則爲除中

氣巳爲寒藥革去盡徹其熱於身之外膈之上故食不待入胃而成膈消也胃陽革職此名除中無復望陽之能順接乎陰矣必見發熱下利厥逆發躁等證而死○上條脉數此條脉遲是題中二眼目

四百十四

陰勝則陽伏一唯陰邪用事故厥陽復則陰伏一唯

傷寒先厥後發熱而利者必自止見厥復利

厥則必利身不發熱可知此陽微而陰氣勝也屬烏梅丸證服之自當發熱發熱而利必自止此陽復也但微陽初復尤須保護俟與厥期平應方是

陽邪用事故發熱卽四百十九條之進退字也

此之咽痛得之熱氣上擾也渴而汗出津不到嗌故其喉爲痺燥熱氣勝也與

愈期方可罷手不知此而或因利止輒復因循否更因發熱而或如前條反以黃芩湯徹其熱於是見厥而復利陽氣退而病進不無加危矣

四百廿五

傷寒先厥後發熱下利必自止而反汗出咽中痛者其喉爲痺

先厥後發熱下利必自止如前條之證者此一定之局也其見厥復利者則以應之不及而成變局然既有應之不及之變局卽自有應之大過之變局矣利止後而反汗出咽中痛者得無辛溫過劑

少陰之咽痛僅爲經脉所繫者不同只從下利利止處觀之寒熱殊判矣。

厥因發熱是從陰分升出來的，兼風木之燥氣也。燥熱下行，則不上升，故便膿血，其喉不痺，非變衍之

以致陽熱太勝而鬱蒸也。碁局既變，則應着隨變，不妨斟酌乎厥應下之之法矣。苟不知此，則熱勢散漫而加劇，其喉必痺，乃成急候。

四百十六 發熱無汗，而利必自止。若不止，必便膿血。便膿血者，其喉不痺。

前證之成變局者，以兩局對待而爲變局。然既有兩局對待之變局，即有一局相因之變局矣。如前證之汗出咽中痛者，得之發熱利止後而然也。抑或利不肯止，則祇以發熱無汗爲徵驗，發熱汗出

熱只此一氣爲勝復者即此一氣爲升降祇因木中有火此氣遂爲陰中之陽

陽受風氣故爲喉痺陰受溫氣故爲便膿血

而下利尚有亡陽之疑似今則發熱無汗而利不止知爲陽勝而協熱利也碁局雖變而厥應下之之應着不必變也苟不知此則熱勢浸淫而益燥必便膿血而休息無已時矣便膿血者其喉不痺可見二證總是一證便膿血者不必清腸喉痺者不必京膈祇此厥應下之之治前已失之於當機今尚圖之於事後乎〇以上三條熱則利止厥則復利是題中二眼目利止汗出無汗利不止是題中二眼目

其病爲愈謂熱退即愈不關陰復厥微熱微列也其後便膿血者不容陰復厥深熱深列也

厥而嘔胸脇煩滿陽逆而上也其後便

四百十七

傷寒熱少厥微指頭寒嘿嘿不欲食煩燥數日小便利色白者此熱除也欲得食其病爲愈若厥而嘔胸脇煩滿者其後必便血

熱既少厥微而僅指頭寒雖屬熱厥之輕者然熱與厥並現實與首條厥微熱亦微者同爲熱厥之例故陰陽勝復難以揣摩但以嘿嘿不欲食煩燥定爲陽勝（不欲食似屬寒以煩燥知其熱）小便利色白欲得食定爲陰復蓋陰陽不甚在熱厥上顯出者若此證熱雖少而厥則不僅指頭寒且不但默默不欲食而

血陽折而下也勝在陽復亦在陽

加之嘔不但煩燥而加之胸脇滿則自是厥深熱亦深之證也微陰當不能自復必須下之而以破陽行陰為事矣苟不知此而議救於便血之後不已晚乎此條下半截曰小便利色白則上半截小便短色赤可知是題中二眼目嘿嘿不欲食欲得食是二眼目胸脇滿煩燥與熱除是二眼目熱字包有煩燥等證非專指發熱之熱也

四百十八 傷寒厥五日熱亦五日設六日當復厥不厥者自愈

厥終不過五日以熱五日故知自愈

言外見厥證雖已得熱尤須維護其得勝不爲陰復方保無虞當厥不厥制勝已在我此後亦不須過亢不是厥熱付之不理一任病氣循環之謂

合而斷之總期乎陰陽平等方能順接凡證候之勝復治法之進退一準乎此條中五日字不必拘熱與厥大約以日準日等氣平而不加厥則陰陽已和順矣末三句即上句註脚云自愈者見厥熱已平其他些小之別證舉不足言矣此條兩五日字是題中二眼目

四百十九

傷寒發熱四日厥反三日復熱四日厥少熱多其病當愈四日至七日熱不除者必便膿血傷寒厥四日熱反三日復厥五日其病爲進寒多熱少陽氣退故

陽宜復復之太過必侵陰絡所謂陰平陽祕四字正要人于此四日至七日內調停也

陽氣退故爲進一部傷寒論之提撕在此即陰病見陽脉者生陽病見陰脉者死之條目也

爲進也

一或寒熱偏有所勝便屬陰陽不相順接之病亢害承制之間與其陽不足而陰有餘毋寧陰不足而陽有餘也何以言之病本於陽熱多於厥則陽盛而愈縱或熱不除而便膿血亦必熱鬱之久而後成故厥　之法尚不嫌於遲也病本於陰厥多於熱則陰盛而病進陰進由於陽退故烏梅丸一方必待病進而用之恐用之已無及也或且謂烏梅丸主久利方條中無自利證胡爲用之不知

前條發熱而利必自止見厥復利巳列出眼目矣
豈更贅哉但陽退病進此是總結陰陽順接大關
鍵語必須互以陽進病退方爲該括而不互者意
在起下文耳○條中厥少熱多厥多熱少是題中
二眼目合而參之首二條出治方三四條出脉法
五六七八條出證九十條出目予欲人彼此互照
凡陽勝而應下者其脉必數必發熱而不下利間
有利者必兼發熱而無汗有汗者必兼發熱利止
而咽疼又必小便短而赤必嘿嘿不欲食必煩燥

厥陰所主者血是爲有形之陰治此者只求陰平陽秘不宜過燥以傷血故烏梅丸外有當歸四逆湯之主總不同少陰之温法也

而兼滿必曰子熱多于厥而非平等也凡陰勝而主烏梅丸者其脉必遲必厥而下利不復發熱又必小便利而白必欲得食而不能食必不煩燥雖煩而不兼胸脇滿必曰子厥多於熱而不平等也只爲世人將仲景文字逐條看去不復通篇理會遂如瞎子摸路無有着處即如厥熱一證逐條取註如題起止縱令字句明晰然以此條合之彼條則齟而以彼條合之此條更齬不知以此臨病從何着眼從何着手今子稍稍條之敢不百拜頂禮

曰千手千眼大慈大悲張仲景夫子哉○世人妄言傳經之厥爲熱厥直中之厥爲寒厥斯言謬甚三陽之厥多得于失下此爲熱厥少陰之有厥悉屬寒至于厥陰之熱厥僅有傷寒一二日至四五日而厥者一條若熱少厥微指頭寒一條寔即此條熱深厥亦深熱微厥亦微之註脚外是更無發熱厥證矣果如傳邪之說則在四五日固得矣論中何云一二日至四五日哉一二日不知何經之傳而神速且若此余再爲剖之論中云陰陽不相

順接便爲厥此厥字內兼有發熱字在內當其發熱不復見厥與利是爲陽勝而陰退熱也非寒也及其變厥而利不復發熱是爲陰復而陽退寒也非熱也熱則眞熱寒亦眞寒唯視夫勝復以遞爲先後耳何得稱厥以熱之名哉唯一二日至四五日而厥一條其厥自夾發熱而來且有裏證可驗與夫單發熱單厥逆者不同此孤陽獨勝不容陰復之證此之蚘厥一證爲孤陰獨勝不容陽復之證對待而看又兩與彼之厥而復熱熱而復厥者

不同其曰厥應下之者下其熱非下其厥也此外遇發熱則可下遇厥則萬不可下矣推緣其故厥陰與少陽一府一藏少陽在三陽爲盡陽盡則陰生故有寒熱之往來厥陰在三陰爲盡陰盡則陽接故有寒熱之勝復凡遇此證不必論其來自三陽起自厥陰只論熱與厥之多少熱多厥少知爲陽勝厥多熱少知爲陰勝熱在後而不退則陽過勝過勝而陰不能復遂有喉痺便血等證厥在後而不退則陰過勝過勝而陽不能復遂有除中及

亡陽等死證所以調停二治法須合乎陰陽進退之機陽勝宜下須待殘陰退盡方下之況小承氣湯中業已去芒硝之寒而有厚朴之溫在厥陰中破陽以行陰最爲合劑陰勝宜溫不待其勝也縱有陽邪一見厥利便宜烏梅丸聚辛熱之品而加苦寒之佐在厥陰中破陰以行陽雖有上熱如首條消渴氣上撞心等證亦不慮其扞格也一則治之不嫌遲一則治之務須早則又扶陽抑陰之微旨耳陰證脉沉一見發熱總無關表在少陰便

此證得之六七日試問六七日前是何證候傳經直中之辨二者定有丕有盾

屬亡陽在厥陰輒妨勝復亡陽之熱固有煩燥諸熱證然必兼汗出與自利此爲陰寒勝復之熱亦有煩燥諸熱證然必不汗出與自利此爲陰燥唯日陰燥故不可發汗而可下耳

四百二十

傷寒六七日脉微手足厥冷煩燥灸厥陰厥不還者死

陽氣退其病爲進陰盛故也陰盛不已而陽亡以陰陽不相順接之病坐令陽亡而死不歷歷指出何以爲警懼也脉微厥冷而煩躁是即前條中所

矣。

厥陰以發熱為佳兆。認此熱為陽熱、佳兆遂成凶機。并病氣也。有人事焉。

引藏厥之證，六七日前無是也，今已至是，雖欲扶陽，無可扶矣。所恃灸厥陰以通其陽，灸而厥不還，陽氣絕也，死而已矣。

四百二十

傷寒，發熱，下利厥逆，躁不得臥者，死。

發熱而厥還，利必止，厥證以此驗陽復也。今既發熱，不但厥利不退，而且躁不得臥，則知孤陽已從熱散矣，烏得不死。

四百廿一

傷寒，發熱，下利至甚，厥不止者，死。

不必躁不得臥也，縱無此證，而發熱下利至甚，厥

不止者亦死須步步防有危機蓋陰竭則陽必脫也

發熱而厥尚可望復至于下利則隕厥淵矣

四百又二

發熱而厥七日下利者爲難治

熱則不厥發熱而厥陽外陰內已屬凶徵加之下利裏氣虛陽益難回矣惜乎何不圖之七日前也

四百三

傷寒六七日不利便發熱而利其人汗出不止者死有陰無陽故也

傷寒六七日雖陰陽未見其勝負然而助陽消陰之理圖之貴早未可以不利輒尔嘻嘻也我方持

有陰無陽。即是陰陽不相順接處。釀之而成故擬條者以發熱始。以厥利終。蓋即前條之始發熱六日。厥反九日而利反傷寒先厥後發熱而利者必自止。見厥復利等証。從前總非死證不意淪于不可收拾如此可見不相

之以緩彼且乘我以驟便發熱便利便汗出不止緣從前陽神已爲陰盡逆今雖欲復而無陽可復則其死也不死于陰陽不相順接而死于有陰無陽有志斯道者可不于扶陽二字日三省云仲景以此句作結乃篇中之大關鎖今人講死處只將證候敘述一遍亦何難付死之一字於度外仲景言外之旨實欲人刻刻置死之一字於膜中余于仲景傷寒論每讀一廻輒增一廻戒嚴自嘆年邁矣不審尚得幾千百廻仲景之朴教也○條中以

順接之陰陽從此處續之者人事也從此處斷之者人事也微哉危哉躁熱雖不兼厥厥利則陽從內奪汗出不止復陽從外奪固不必從厥處斷其有陰無陽矣

陰陽不相順接作起句而以有陰無陽作結句乃一篇之大題目再細研之傷寒先厥後發熱而利者必自止見厥復利即人心維危道心維微之旨也烏梅丸外不雜出一方即惟精惟一之旨也雖有厥應下之之法而末後則曰厥少熱多其病愈寒多熱少陽氣退故爲進則允執厥中之旨何莫不存乎其人哉讀仲景書徒贊其奇徒贊其玅亦只一部好醫書耳須于言外得其告誡之意方知論中一字一句莫非典謨誓誥之體也

汗下後利而厥冷更無熱證此陰証之常只須以常法治之大汗若大下利有以此爲句者非是

此以無發熱證知爲手足厥冷之厥

四百二十三 大汗若大下利而厥冷者四逆湯主之

至若手足厥冷之厥純是陰寒用事多從少陰移來與本經陰陽不相順接之厥另是一種不得李代桃僵也蓋少陰之厥冷多得之自中厥陰無此也必因誤汗及誤下而來其治之之法一準於少陰而已如大汗若大下利而厥冷者固四逆湯溫之之一證也

四百二十四 大汗出熱不去內拘急四肢疼又下利厥逆而惡寒者四逆湯主之

此雖有發熱證然曰熱不厺則熱先而厥後故不在死例。

内拘急四肢疼與氣上撞心心中疼熱有動靜之殊。

但厥陰之因誤治而成厥冷。其見證亦與陰陽不相順接者不同。彼證見厥利。則不汗出。熱必去。郎厥熱並見者有之。所云厥深熱亦深。厥微熱亦微是也。然必不下利。更詳其兼證則有煩燥嘔而胸脇滿諸項。今因大汗後汗雖出而熱不去。熱不開表可知。不唯無煩躁等證。而且内拘急四肢疼。自是寒熱殊途矣。以此而見下利厥逆之證。且復惡寒。一團純陰主令。自是四逆湯證。而非烏梅丸證也。或曰此症大汗出熱不去。何爲不在亡陽死

須知寒實之證到底不生燥煩

證列曰亡陽由于寒虛此證内拘急四肢疼而惡寒尚兼寒實寒虛者陰陽脫離寒實者陽得陰戀故可行溫法也或又曰子欲剖陰陽不相順接之厥爲烏梅丸證四肢逆冷之厥爲四逆湯證誠鑿鑿乎言之矣不知先厥未熱之時何從得其非手足逆冷之厥屏四逆而用烏梅也曰仲景首條所揭消渴氣上撞心心中疼熱飢而不欲食食則吐蚘之證單爲陰陽不相順接六字下註腳也彼以未見厥利故有下之利不止之戒其上句先結

烏梅丸、爲胃家藥、而以之治厥者何也、四肢皆禀氣于水穀、而受氣于陽明也、

筆曰食則吐蚘、雖未出方、而備寫出一上熱下寒之證、則烏梅丸一方、已隱隱現在食則吐蚘句之前矣、首條示烏梅丸之影、蚘厥條乃現烏梅丸之形、又恐世人衹從形上索摸、不以烏梅丸爲主厥而徒以烏梅丸爲主蚘、影反被形遮矣、故又拖一筆曰主久利方、蓋蚘厥條、衹有厥而無利故也、世人以此句爲絶筆、不知仲景復出一條曰先厥後發熱而利者必自止見厥復利、以後利字頂前利字、眞是絶處逢生矣、後利字、旣可頂前則前烏梅

丸獨不可以接後乎前後互映並不露出揭證蓋以陰陽不相順接句作骨子則首條所揭之證內已包有厥利之機而凡厥利處皆具有首條之證仲景不必言而無不言矣具首條之證不下利而發熱則為陽勝具首條之證不發熱而厥利則為陰勝勝而復復而勝總是首條證為之胚胎也故有首條一二證而發厥下利者乃陰陽不相順接之厥利烏梅丸證也無首條一二證而發厥下利者雜證之厥利非陰陽不相順接之厥利即非烏

厥陰揭條云不可下者何也。上熱下寒也。復云厥應下之者何也。陽復而逆其陰。上熱下亦熱也。用黃芩[illegible]而反除中者何也。陽神初復。熱在皮膚未歸骨髓

梅丸證也。其于發熱也亦然。蓋厥陰以陰藏而主下焦。寒其體也。而所司者風所挾者相火。熱其用也。體用循環。理固如此。體則無形。用固有象。所以首條所揭者厥陰之用也。而體卽伏于用之中。觀下之利不止一語。危哉微哉。故知烏梅丸一方卽厥陰中主方。厥應下之以云救耳。有所法卽有所禁。故于中復夾黃芩湯一方合夫下之利不止發汗則口傷爛赤。是爲三禁耳。其餘四逆湯而下隨證隨方。以其乘之雜。則亦應之雜。在厥陰中直附

肅置之故，雖下利之證，亦復星羅碁布，而烏梅丸則緊不容假借，吁其嚴乎。

也

四百二五　陽欲接而不能接，故脉促。

傷寒脉促，手足厥逆者，可灸之。

外此而有諸四逆諸厥之不一，其中多有伏陽鬱熱所致，然總屬厥陰主事，可以隨證立法定方，而槩不可下也。脉促而厥，此乃陰盛覆陽之厥也。灸之使溫從膚入，則陽向表宣，故可舍脉而治證也。

四百二六　厥深熱深，熱在藏，此厥熱

傷寒脉滑而厥者，裡有熱也，白虎湯主之。

脉滑而厥，此乃陽實拒陰之厥也。白虎湯涼能清

[illegible]名經故陰中現出陽脉。

手足厥冷者。邪氣內阻也。作緊者。緊而不常。往來中。倏一見也。此條與揭條主證。頗有同處。須判之以消渴。

裏而辛亦解表。故可舍證而治脉也。

四百二七 病人手足厥冷。脉乍緊者。邪結在胸中。心下滿而煩。飢不能食者。病在胸中。當須吐之。宜瓜蒂散。

至若手足乍冷。其脉乍得緊實者。此由陽氣爲物所遏。而不得外達。以致厥也。考其證心下滿而煩。煩因心滿可知。飢不能食。實不在胃可知。以此定其爲邪結在胸中也。夫諸陽受氣于胸中。胸中被梗。何能復達於四末。但須吐以宣之。不可下也。

四百一八 傷寒。厥而心下悸者。宜先治水。當與茯苓甘草湯。却

治其厥不爾水漬入胃必作利也

外此有寒因水停而作厥者其證以心下悸爲驗厥陰有此多因消渴得之水其本也寒其標也不先水而先厥且防水漬入胃敢下之乎

厥爲主氣水爲客氣經曰治客宜急恐其併及于陰犯土凌心陽不得復也

四百二九

傷寒六七日大下後寸脉沉而遲手足厥逆下部脉不至咽喉不利吐膿血泄利不止者爲難治麻黃升麻湯主之

外此更有營衛及脉氣被阻而作厥者如大下後寸脉沉而遲陽神陷裏而上焦之津液固已先傷

經曰，營爲根，衞爲葉，營衞俱微，則根葉枯槁，而寒慄欬逆，唾腥吐涎沫也。與此證同源，蓋營衞傷而燥氣乘之也。

也。兼以手足厥逆，胃陽不升，中焦弱也。下部脉不至，腎陰虧乏，下焦竭也。肺既以胃虛無稟，菀而生熱，而下部陰亡，復不能滋潤肝木，以致肝火乘金，注肺而成肺痿。此三焦燥涸，不能營養四末之厥。方虞泄利不止，重亡津液，爲難治。敢下之乎？膏芩綎冬，清上焦之熱；姜朮苓甘，補中焦之虛；芍藥知母，滋下焦之液；更佐麻升歸桂，引清凉之氣，而直達乎營與衞，使在上之燥氣一除，則水母得源，而津回降下，腎氣亦滋矣。

四百三十 傷寒五六日不結胸腹濡脉虛復厥者不可下此為亡血下之死

諸四逆厥之不可下者已條而析之矣更得言夫虛家亦然之故傷寒五六日外無陽證內無胸腹證脉虛復厥則虛寒二字人人知之誰復下者誤在肝虛則燥而有閉證寒能澁血故也故曰此為亡血下之死

世多血厥與此亡血之厥又不同則挾瘀不挾瘀之分也

四百三十一 病者手足厥冷言我不結胸小腹滿按之痛者此冷結在膀胱關元也

下焦爲生氣之原。冷結于此，周身之陽氣俱無所仰，故手足厥冷。

若發厥，雖不結胸，而小腹滿實作痛結，則似乎可下。然下焦之結多冷②，不比上焦之結多熱也。况膀胱關元之處，尤爲藏室，下之發動藏氣，害難言矣，益不可也。

四百三三

手足厥寒，脉細欲絶者，當歸四逆湯主之。若其人內有久寒者，宜當歸四逆加吳茱萸生姜湯主之。

少陰所主者氣厥，則爲寒，當納火歸腎。厥陰所主者

且血虛停寒，不特不可下也，并亦難用溫益，慮姜附葷之僭而燥也。須以溫經而兼潤燥，和陽却兼益陰爲治，故在厥陰經逢手足厥冷脉細欲絶者

血厥則爲虛。當温經復營。此大法也。○水中陰燥潤劑輒防陽氣從流下而忘反。故用一四百桂辛于三三陰中升陽。轉氣下趨少腹者。肝布疏泄之令而動及脚也。腹痛固是陰寒。肰氣上逆者挾陽黃連湯證是也。氣下趨者純陰

寒虛兼燥爲多。當歸四逆湯主之。卽此可該亡血之治也。內有久寒者。加吳茱薑降而散之。卽此可該冷結膀胱之治也。

傷寒四五日。腹中痛。若轉氣下趨少腹者。此欲自利也。

若四五日內不唯不大便。而腹中痛。痛則異于亡血家之腹濡。腹中則異于冷結家之膀胱關元。疑爲可下矣。不知厥陰少腹之分。虛而有寒。則木火熖微。不能速腐水穀。致中焦之氣。難于轉動而作

此證是也。

痛也。待其氣轉自當下趨彼少腹之陰寒。得胃陽衝之。而腹滯自下。腹痛自除。故以爲不可下也。

四百三四

傷寒本自寒下。醫復吐下之。寒格更逆吐下。若食入口即吐。乾姜黃連黃芩人參湯主之。

前證雖得之傷寒。要其人平素下焦本自寒也。醫不揣其本。見其四五日不自利。加之腹痛。則必不能食。疑爲關格證。吐而復下之。以平素之寒原格於下。今更遭吐下之逆。治致陰陽不相順接。下焦之寒未徹。而上焦之熱轉升。不關格而關格矣。食入口即吐。是有火也。故用芩連苦以降上焦之陽逆。姜參溫以補中焦之虛寒。胃陽得煖。仍可轉氣而下衝。一自利吐隨利止矣。此屬虛家未發厥而陰陽不相順接之故。得之誤治。非屬本病。故仍從烏梅丸例。酌用此方。救誤尚自有法。不爾。救之無可救矣。何可下也。

四百三五

下利。脉沉而遲。其人面少赤。身有微熱。下利清穀者。必鬱冒。汗出而解。病人必微厥。所以然者。其面戴陽下虛故也。

疏泄之令上行則不復下行，故得鬱冒汗出而下利自止。曰下虛故也，指少陰腎言。上熱由于下寒，肝腎可以同治。

厥陰經之病最難辨識者，無如于厥，厥證得其條緒，外此應無犯手矣。然不在厥例者尚有三證，曰下利，曰嘔，曰噦，更當一一終其說。下利脉沉而遲，寒診非虛診也。所下者清穀，裏寒可知，面少赤，身有微熱，表陽爲寒所持，鬱不得越，可知其解也，必由汗出，表鬱故也。而其汗也，必先鬱冒，寒持故也。病人必微厥，指未解前言，即鬱冒中之一證，裏寒故厥，陽不甚虛故微，下虛故也，正見虛在下而不在上，所以成戴陽之證。虛字當寒字看，陽以陰爲根。陰中無陽而陽在上故曰戴陽。

此汗非陰汗陽鬱在表而不下通也與少陰身反不惡寒同看。

四百三六　下利清穀裏寒外熱汗出而厥者通脉四逆湯主之。

外熱指面赤身微熱言上條出證此條出方唯汗出而厥句稍不同前證汗出解應均解何得復有厥證蓋陰寒之所持者重汗雖出而陽不能盡出也故用四逆加葱於濟陰助陽中兼通表氣。

四百三七　下利手足厥冷無脉者灸之不溫若脉不還反微喘者死。

前條四逆之加葱者以有沉遲之脉寒則實而陽

脉屬先天。灸法只救得後天。救不得先天。

四百三八

陽氣根于脉。脉不還。手足斷無溫理。

四百三九

疏泄之令变行而邪性方

不虛。故可用耳。若下利厥冷而無脉者。陽氣垂亡。雖灸法不能保其必溫矣。厥不還。反微喘者。孤陽隨火氣而上脫也。洵矣葱根之宜審加也。

下利後脉絕。手足厥冷。晬時脉還。手足溫者生。脉不還者死。

可見下利陽脫不脫。全憑乎脉。灸之後還不還。只晬時而生死判矣。奈何不求生于早哉。

傷寒。下利日十餘行。脉反實者死。

無脉者。虛象也。然陽脫不必盡見脉虛。下利甚。脉

暴誰能止之者

反實者真藏之氣獨見胃氣不能與之俱則亦死。

四百四十

下利有微熱而渴脉弱者令自愈。

陰中現陽，而脉復不亢。

下利脉絶者死脉實者亦死必何如而脉與證合也。緣厥陰下利爲陰寒勝微熱而渴則陽熱復也脉弱知邪已退而經氣虛耳故令自愈

四百四一

有熱，指經中実邪言。

下利脉數而渴者令自愈設不差必清膿血以有熱故也。

脉數而渴陽勝陰矣亦令自愈若不差則陰虛熱入經所云脉數不解而下利不止必協熱而便膿

四百四二　設復緊復字作勝復復字看。脉數有微熱汗出。正是陽神初復之兆。未得温中歛陽入內。故寒邪再集。

四百四三　陽盛陰虛。適成其燥。陰證不應見浮脉。故云反。

血是也。

下利。脉數。有微熱。汗出。令自愈。設復緊。為未解。

下利脉數。寒邪已化熱也。微熱而汗出。邪從熱化。以出表。故令自愈。設復緊者。未盡之邪。復入於裏陰之下。故為未解。蓋陰病得陽則解。故數與緊。可以定愈不愈。即陰陽勝復之下利。亦當以此脉斷。

下利。寸脉反浮數。尺中自濇者。必圊膿血。

浮數者陽盛。濇者陰虛。陰虛而陽下湊。必隨經而圊膿血。

未宜下沉。沉之太過。則見弦。微弱者不得如經之脉也。微弱之數為腎水溫。故不嫌發熱。

四百四四 下利。脉沉弦者。下重也。脉大者。為未止。脉微弱數者。為欲自止。雖發熱。不死。

○下利脉沉弦者。此名陰也。沉為在裏。弦為拘急。木氣下沉。而水為之吸。則乖其潤下之性而欠流利。故為下重。卽滯下證也。大卽沉弦中之大。木勢方盛也。微弱數卽沉弦中之微弱數。木邪既殺。而陰從陽化也。曰不死者。與陰病身熱逼汗而亡陽者殊議也。反而言之。脉大身熱者。死可知矣。

四百四五 下利清穀。不可攻表。汗出。必脹滿。

汗劑所以發邪陽之在表也表若無邪必扳及裏陽而外洩遂生內寒

四百四六

肝氣中行能通表裏下比少陰之純裡無表故本經有兼及太陽治法

四百四七

下利之脉法詳哉其言之矣治則云何下利清穀此為裏虛反攻其表則汗出而陽從外洩濁陰得內塡脹滿所由來也

下利腹脹滿身體疼痛者先溫其裏乃攻其表溫裏宜四逆湯攻表宜桂枝湯

下利不可攻表敬聞命矣兼有表證則云何腹脹滿者裏寒也身疼痛者表滯也先裏後表治例不殊太陽也

熱利下重者白頭翁湯主之

四百四八：厥陰之消渴等不得熱此曰有熱明非上熱下寒比

四百四九：厥陰受病前胃中素有燥邪輒復見此未與土各作

治寒利之法厥證中詳之矣厥陰多熱利治則云何熱利則下重肝氣不行熱傷氣而氣滯也白頭翁湯主之熱滌則腸堅異乎少陰之四逆散矣

四百四八　下利欲飲水者以有熱故也白頭翁湯主之

熱利則飲水邪熱耗其津液也白頭翁湯主之熱滌則津回異乎少陰自利而渴之爲下焦寒矣

四百四九　下利讝語者有燥屎也宜小承氣湯

熱利則讝語燥屎在胃水不停留滯愈乾濇宜小承氣湯病在厥陰治在陽明與少陰同法而承氣

其令也與陽明少陽合病同看。

四百五十

肝氣通於心，利後多燥，心不得液，故有此。

四百五一

經曰：厥陰之上，風氣治之，中見少陽，故嘔而發熱旋。

有大小之異，何也？陽明在少陰為我剋，下之不妨于過；在厥陰為剋我，下之寧唯不及也。

下利後更煩，按之心下濡者，為虛煩也，宜梔子豉湯。

熱利則煩，得之利後，而心下不鞕，此為虛煩，餘熱乘虛而客于胸中也，宜梔子豉湯。胸中之邪，厥陰無異于太陽也。

嘔而發熱者，小柴胡湯主之。

嘔在厥陰，是為寒邪上逆，從陽則宜，從陰則逆。何謂從陽？嘔而發熱是也。此厥陰傳少陽也，故用小

中時見厥證

此爲三陰合病，滿下有陰無陽也。

柴胡湯從少陽治。

四百五二　嘔而脈弱，小便復利，身有微熱，見厥者，難治，四逆湯主之。

何謂從陰，嘔而脈弱，厥陰虛也。小便復利，少陰寒也。上不納而下不固，陽氣衰微可知，更身微熱而見厥，則甚寒逼微陽而欲越，故爲難治。此從少陰移來，故用四逆湯，從少陰治。

四百五三　乾嘔，吐涎沫，頭痛者，吳茱萸湯主之。

至若厥陰本經之嘔，則爲乾嘔，寒在厥陰，只循厥

寒氣內逆反不外行故不見厥證

陰之經而見證吐涎沫者足厥陰之脉挾胃寒邪來尅也頭痛者厥陰之經氣上巔陰寒逆上也吳萸佐生姜而辛散則頭痛可已人參佐大棗而溫補則吐沫可蠲添薪撥火火升而水自降之治也

四百五四

嘔家有癰膿者不可治嘔膿盡自愈

寒生濁而滯在營故有此要之先癰膿而後嘔與先嘔而後有癰膿者各看

嘔涎沫之家若見癰膿此非肺癰之比乃前時失溫以致寒邪與津液摶結而成不可治其癰癰由膿結膿即沫成只此吳茱萸湯辛溫補散嘔膿自盡而愈不知此而改用辛凉二便利於下而津液

枯於上不可爲矣

傷寒大吐大下之極虛復極汗出者以其人外氣怫欝復與之水以發其汗因得噦所以然者胃中寒冷故也

噦之一證則亦有虛有實虛自胃冷得之緣大吐大下後陰虛而陽無所附因見面赤以不能得汗而外氣怫欝也醫以面赤爲熱氣怫欝復與水而發汗令大出殊不知陽從外洩而胃虛水從内搏而寒格胃氣虛竭矣安得不噦點出胃中寒冷字

是亦吳茱萸湯之治也。

四百五七
傷寒噦而腹滿。視其前後。知何部不利。利之則愈。

實自下焦壅閉。衝氣逆上得之。木不能沉而上阻故噦而腹滿前部不利者衝氣與水搏後部不利者衝氣與火搏也視前後二便而疏泄之。水與火兩無所碍而衝氣歸元矣。

四百五八
厥陰中風。脈微浮爲欲愈。不浮爲未愈。

浮則木氣外達而風并上行厥氣得陽而自解矣不浮爲未愈。太少內須俱互有此句。

厥陰病。欲解時。從丑至卯上。○丑中既有土氣。而寅卯且得木旺而乘陽也。○

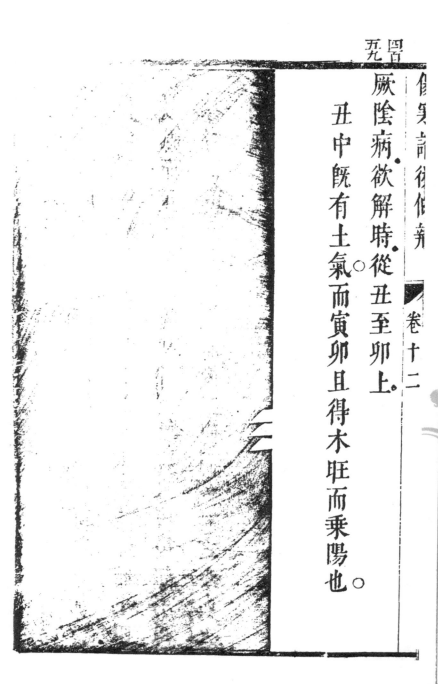

校注

①濃：同「脓」。
②冷：校本作「寒」。

傷寒論後條辨數集目錄

目終

傷寒論後條辯卷十三 一名直解

新安程應旄郊倩條註

孫男士楚幼良
侄孫象恒次咸 校

辯霍亂病脉證篇

六經之前有痓濕暍以其病陽而脉則陰在傷寒別爲一病不嫌其爲陰也六經之後有霍亂以其病陰而證則陽在傷寒混爲一病最惡其爲陽也名曰霍亂雖指病言然煸亂六經莫此爲甚則亦比之爲莠爲鄭之意云乎

六十

問曰。病有霍亂者何。答曰。嘔吐而利。是名霍亂。

凡病至而能莫安治定者。全藉中焦脾胃之氣為之主。令則邪犯中焦。卒然而起。致令脾胃失其主持。一任邪之揮霍。嘔吐下利。從其治處而擾亂之。是名霍亂。毋論受寒中暑及夾飲食之邪。皆屬中氣乖張。陰邪來侮。變治為亂之象。與傷寒毫無干涉。定亂先須正名也。

晉 六一

問曰。病發熱頭痛。身疼惡寒。吐利者。此屬何病。答曰。此名霍亂。霍亂自吐下。又利止。復更發熱也。

霍亂之證僅見嘔吐而利誰不知責重中焦者正
無如中虛受擾外氣輒亦失治病發熱頭痛身疼
惡寒夾此吐利而夾表裏之間倉卒摸不着頭腦
故從屬定名彼太傷寒不欲人以表感裏也且此
證不但有表寒可感更令人感及表熱以陰得陽
而利止止復更發熱也正宜從發熱處復盡其陽
則嘔吐亦繼此得止其寒其熱總非外因若不撇
去傷寒二字臨證鮮有不誤者

寒其脈微濇者本是霍亂今是傷寒却四五日至

陰經上轉入陰必利本嘔下利者不可治也欲似大便而反失氣仍不利者此屬陽明也便必鞕十三日愈所以然者經盡故也

以證而論何莫非傷寒須從脉法中辯之方不至以標亂本微濇者胃陽虛而陰邪侮之診本是霍亂並非傷寒今人不從脉而從證竟以為是傷寒也是傷寒則必作傷寒治微陽初復漫徹其熱四五日至陰經上陽轉入陰必復利矣以未止之嘔加以新復之利有陰無陽遂成不治則傷寒二字

誤之也如欲似①大便而反失氣仍不利則從前所復之陽已歸入陽明無所復傳矣大便必鞕然其愈也雖不轉入陰却遲至十三日經盡方得併盡其陰而愈則仍是傷寒二字②以失氣而虛其胃耽阻使然耳故便雖鞕究非可攻之陽明也

四百六三

下利後當便鞕鞕則能食者愈今更不能食到後經中頗能食復過一經能食過之一日當愈不愈者不屬陽明也

前證得屬陽明而愈已爲僥倖而僥倖中尚伏危

機未遂晏然也雖便輙必能食方是胃陽得復其
愈也方爲眞愈今更不能食則便雖輙而熱未除
愈不愈未可知也更須驗及後經到後經中頗能
食或者胃陽尚在熱雖未除不妨再過一經復過
一經能食過於前則吉與凶判於此一日矣驟多
食則亦驟當愈熱因能食而除胃陽復也此一日
不愈反能食而熱不已則胃陽已經革職屬除中
之能食不屬陽明也以萬物所歸之陽明不能統
屬利止之霍亂究凶變所由來非本是霍亂之故

而今是傷寒之故，則雖十三日後，一過經而再過經，只是四五日至陰經上轉入陰之大咎耳。從脉正名，可不慎之於始歟。

四百六十四

霍亂，頭痛，發熱，身疼痛，熱多欲飲水者，五苓散主之；寒多不用水者，理中丸主之。

霍亂傷寒不可或誤者，以其病屬正虛邪勝，陽微陰擾，舍溫經散寒，扶陽抑陰外，均非其治耳。自其初證言之，雖云霍亂，何嘗無頭痛發熱身疼痛之表證，要亦分寒熱而治裏，熱多欲飲水者，五苓散主之。於温經殖土中徹其寒。水寒多不用水者。理中丸主之。一意温中補土。治法何嘗是傷寒也。

四百六十五　惡寒。脉微而復利。利止亡血也。四逆加人參湯主之。

自其利止復更發熱證言之。惡寒脉微。本自虛寒。此而復利者。其常也。今之利止。由亡血之故。所以更復發熱。四逆加人參湯主之。助陽生陰。雖亡血不入酸寒。務復盡真陽爲主。豈以發熱是傷寒也。

四百六十六　吐利止。而身痛不休者。當消息和解其外。宜桂枝湯小和之。

唯吐利俱止毫無霍亂證矣僅是身痛不休方可從桂枝例一和解其外以其中有芍藥之寒故猶當消息猶曰小和況吐利未止敢恣意於傷寒也

四百六七

吐利汗出發熱惡寒四肢拘急手足厥冷者四逆湯主之

至若吐利汗出發熱惡寒四肢拘急手足厥冷者幾同於少陰厥陰中亡陽證矣僅有四肢拘急一證尚能戀住其陽則逆湯而外無其主矣尚敢以發熱惡寒云是傷寒哉

且利小便復利而大汗出下利清穀內寒外熱脈微欲絕者四逆湯主之

此證較前更爲孤陽欲脫之象吐利有一旦慮亡陽況既吐且利而見此乎四逆湯之治內寒猶恐不勝其任曾外熱是傷寒之外熱云

吐已下斷汗出而厥四肢拘急不解脈微欲絕者通脈四逆加猪膽汁湯主之

不但已也吐利未止固宜回陽破陰爲急急矣即使吐已下斷猶恐陰邪堅結陽氣難伸所以證則

四百七十

吐

汗出而厥四肢拘急不解脉则微而欲绝通脉四逆加猪膽汁湯主之於回陽急救中交通其氣善後猶難為力如此敢不慎厥初哉

吐利發汗脉平小煩者以新虚不勝穀氣故也

吐利發汗脉平是槩吐利愈後之證言非此時尚有吐利也陰邪退盡陽回正復乃有此象猶以新虚不勝穀氣而致小煩則豈有今之穀氣不勝者從前能勝其傷寒者哉故仲景於前四條詳霍亂之證而以今是傷寒四字著戒所戒不止於霍亂

也於後七條詳霍亂之治而從本是霍亂四字定
注其法可變通於霍亂外也其附霍亂於六經後
者殆亦三隅舉一不欲人以傷寒治傷寒之微旨
歟卒病之來未有不兼太陽一二證見所謂表
也證雖見表然惡知表中不有裏氣爲之根因者
世人據表不察裏輕易與以發散裏氣一虛脉乃
變數而肌熱甚矣不謂熱本于虛更淸其熱陽不
能回假熱遂起不知假熱由于中寒展轉在傳經
上訛亂至死不悟此熱爲假熱遂以假熱之證追

而名之爲溫病爲両感此等余目擊而心傷之者不啻千百輩矣終雖誤于治熱始實誤于治傷寒此亂之由也

孔子曰惡似而非爲其亂真也一部傷寒論全從防似上定法然不能處處設闗防故於六經未列之前出一痓濕暍作様子曰傷寒所致太陽病宜應別論是全論中眼目見六經不有定屬也於六經既列之後出一霍亂作様子曰傷寒其脉微濇本是霍亂今是傷寒是全論中眼目見傷寒難

混名也一前一後攔住六經在內有使其不得踰越之意緣傷寒爲人所靠者六經顧經似矣而證非證似矣而脉非非之能亂是者以傷寒眞者少似者多耳不爲非者亂須從似處破破之之法全在於脉脉眞方是眞證眞輒防似爲似爲亂只看前後二樣子則凡在六經有證有脉者俱不難照此以定闌防除非在六經外有證無脉者或不妨擬議而意治之所以更出易病差後勞復病而以其餘示例也

四百七一

辯陰陽易病

傷寒陰陽易之爲病。其人身體重。少氣。少腹滿。裏急。或引陰中拘攣。熱上衝胸。頭重不欲舉。眼中生花。膝脛拘急者。燒裩散主之。

無病人之氣爲正。爲淸病後人之氣挾邪。挾濁。男女交媾。以我淸正之氣。換得彼邪濁之氣而爲病。名曰陰陽易。我氣下離。彼氣上逆。三焦相溷。一皆穢濁之邪布塞經絡中。所以有諸見證。如條中所云者。燒裩散主之。緣彼邪之散布於我絡者。寔屬

而淫之氣自他有耀者也物見原物自交引而各尋及歸竅矣故得小便利陰頭腫而愈所謂求之於其屬之一法也

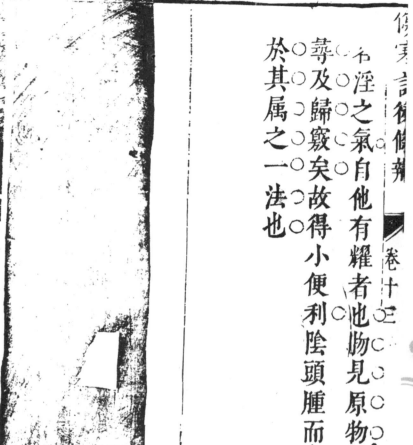

辨差後勞復病

四百七十二 大病差後勞復者。枳實梔子湯主之。若有宿食者。加大黄如博碁子五六枚。

四百七十三 傷寒差巳後。更發熱。小柴胡湯主之。脉浮者。以汗解之。脉沉實者。以下解之。

四百七十四 大病差後。從腰以下有水氣者。牡蠣澤瀉散主之。

四百七十五 大病差後。喜唾。久不了了者。胃上有寒。當以丸藥溫之。③宜理中丸。

④傷寒解後。虛羸少氣。氣逆欲吐者。竹葉石膏湯主之。

病邪既至不可輒認爲寔須防正氣因攻而虛病邪已去不可輒認爲虛須防餘邪因補復集故復出諸條以示隨宜定治之意大抵以正氣初復不容邪干爲主可吐則吐枳寔梔子湯可主不以新差遺膈上之煩也可導則導大黃如博碁子五六枚可加不以新差留胃中之結也熱則解之從小柴胡并酌其汗下不以新差延經絡之欝也水則決之甚⑤牡蠣澤瀉散於五苓等不以新差容溝隧之停也至若胃寒喜唾則用理中丸溫則宜緩不

因差後而峻温也虛羸逆吐則用竹葉石膏湯補而兼清不因差後而純補也只此汗吐和泄温清六法當可而施須得除惡務盡之意而後微陽可護少火得温凡屬差後之證不過推此例以爲裁酌非必以數證爲印定之證數方爲印定之方也

四百七七

病人脉巳解而日暮微煩以病新差人强與穀脾胃氣尚弱故令微煩損穀則愈

脉巳解爲眞解猶有强穀微煩之咎以此條之損穀則愈例之則凡寒温補瀉間其可不知所樽節

乎而調理脾胃爲醫家之王道亦於此益信矣
人強與殺人字宜玩⑥往往新差者本不欲穀而家
人子婦輩偏以強湌⑦爲孝敬欲益之而反損何如
姑損之而得益也⑧

校注

①欲似：校本作『当以』。
②失：校本作『夫』。
③□：底本此字残损，校本作『之』。
④□□：底本此二字残损，校本作『伤寒』。
⑤甚：校本作『从』。
⑥人强與穀人字宜玩：校本作『差后气虚运缓，细玩』。
⑦子婦輩偏以强浛：校本作『妇子，勉强以此法』。
⑧姑損之而得益也：校本作『不益之为得乎』。

傷寒論後條辯卷之十四　一名直解

新安程應旄郊倩條註

辯不可發汗病脉證

夫以爲疾病至急，倉卒尋求，按要者難得，故重集諸可與不可與方治，比之三陰三陽篇中，此易見也。又時有不止是三陰三陽，出在諸可與不可與中也。以按要難得重集諸可與不可與，豈非可與不可與尤爲要中之要乎。只爲世人欲以汗吐下三法幷傷寒而病涉三陰三陽中者往往遭其荼毒故於篇終尤三致意焉觀其所條嚴於不可與而可與僅在陪列乃於陪列更加申餙無非一破世人各承家技之舊不欲其以傷寒治傷寒也所以汗吐下法分宜於春夏秋之三時而偏缺于冬季明乎傷寒非止冬令之病而此書非止爲冬令傷寒而設世之紛紛祖叔和者欲求溫熱病爲傷寒論補亡則請於仲景所云大法春夏宜汗春宜吐秋宜下之末先爲補及冬官之攷工何如

四百七十九

脉濡而弱。弱反在關。濡反在巔。微反在上。濇反在下。微則陽氣不足。濇則無血。陽氣反微。中風汗出而反躁煩。濇則無血。厥而且寒。陽微發汗。躁不得眠。

汗下皆亡津液。液生於穀。精必須胃陽充足。斯得營衛兩强。方可任攻。故欲行汗下法。先顧關脉爲主。脉濡而弱。陽氣虛微之診也。弱在關。濡浮其巔舉按皆虛之謂。由是胃陽不復上布。則微反在寸而爲陽氣不足。若中風汗出而反躁煩。其見證也精更不下溉。則濇反在尺。而爲亡血。若厥而且然其見證也平常陽微則惡寒陰弱則躁熱今於寸尺兩反之蓋由脾胃虛而且冷故上下陰陽氣血不復交通也則雖上下兩見虛診總以陽微二字該之責在濡弱之關故也更復發汗奪去穀精陽亡而陰亦竭躁不得眠之所由來也

脉濡而弱弱反在關濡反在巔弦反在上微反在下弦爲陽運微爲陰寒上實下虛意欲得溫微弦爲虛不可發汗發汗則寒慄不能自還

不但此也關脉濡弱而胃陽衰甚則弦反在上而

作陽眩微反在下而伏陰寒陽眩在上爲上實此假實也陰寒在下爲下虛此眞虛也意欲得温從病人身上驗之從温則三焦各歸其部而運自除所以然者微虛弦亦虛也更發其汗則寒慄不能自還陰邪上留陽部無復望中焦之能運轉矣

四百八十一 諸脉得數動微弱者不可發汗發汗則大便難腹中乾胃燥而煩其形相像根本異源

不但關也更以諸脉言之數動爲陽診似可發汗然其數動也却兼微弱而見則表似實而裏却虛

氣似有餘而血實不足也發汗以奪其陰液則大便難腹中乾胃燥而煩有似於轉屬陽明證而實非陽明也緣未汗之先數動脈形相像於表實故發汗之後便難證形亦相像於胃實究其根本實由發微弱之汗得來虛與實之源頭自異耳

厥脈緊不可發汗發汗則聲亂咽嘶舌萎聲不得前

從前不可發汗以其脈非汗脈耳不知即屬汗脈尤須合證如云脈陰陽俱緊者麻黃湯主之固知汗脈無如於緊矣然厥而緊者少陰之緊非太陽

之緊也宜溫而反汗則聲亂咽嘶舌萎聲不得前以脣脉入肺循喉夾舌本故也

四百八三 動氣在右不可發汗發汗則衄而渴心苦煩飲即吐水

四百八四 動氣在左不可發汗發汗則頭眩汗不止筋惕肉瞤

四百八五 動氣在上不可發汗發汗則氣上衝正在心端

四百八六 動氣在下不可發汗發汗則無汗心中大煩骨節苦疼①目運惡寒食則反吐穀不得前

藏②氣不安其位故動緣位中素有邪據本藏之氣

反在依附之間最易離經所恃莫定之者全賴環中之胃氣爲之主發汗虛其胃氣則四藏失所養反被位邪攻擊而各見離經之象病證雖有左右上下之不同要其失於建中之義則一也

咽中閉塞不可發汗發汗則吐血氣欲絕手足厥冷欲得踡卧不能自還

汗劑爲陽施於陰經則逆咽中閉塞由少陰液少腎氣不能上通也發少陰汗則下厥上竭故見證如此

四百八八

欬者則劇數吐涎沫咽中必乾小便不利心中饑煩晬時而發其形似瘧有寒無熱虛而寒慄欬而發汗踡而苦滿腹中復堅

欬者則劇言欬勢之頻數也加以數吐涎沫依稀肺痿之證肺傷而液耗氣逆而陽微可知咽乾小便不利心中饑煩液耗使然晬時而發其形似瘧有寒無熱虛而寒慄氣逆而陽微使然諸證皆由於欬則肺傷是其本也更發汗以虛其陽陽與氣兩傷不復能溫及中下故踡而苦滿腹中復堅由

滑陽不下布濁陰從下塡也

逆冷

八九 欬③而小便利若失小便者不可發汗汗出則四肢厥逆冷

欬而小便利若失小便者金寒則水冷此寒可温而不可汗發汗則陽亡而陰遂盛故四肢厥逆冷

四百九十 諸逆發汗病微者難差劇者言亂目眩者死命將難全

諸逆屬少厥居多陰寒極矣發汗是重奪其陽雖有微劇不同皆關於死明乎陽爲人命之根也

四百九一

傷寒頭痛。翕翕發熱。形像中風。常微汗出。自嘔者。下之益煩。心中懊憹。如饑。發汗。則致痓。身強。難以屈伸。薰之。則發黃。不得小便。久則發欬吐。

總之發汗爲表陽盛實而設。則不特陰寒大忌。而陽虛亦非所宜。如傷寒頭痛翕翕發熱形像中風常微汗出自嘔者。表證輒關乎裏。與中風之乾嘔者畧不同。汗下薰灸。俱犯擊實之法。故均在所禁。求其治。因其殆歸功於固衛和營之桂枝湯耶。原汗之所禁。非虛則寒。而虛寒之中。俱夾有可汗之表證惑人。所以太陽經中有桂枝加人參桂枝加附子等湯不欲人疑桂枝爲表藥而主治之中。少加範圍。卽可救裏須於此悟及陰陽互根。表裏合一之理耳

辯可發汗證

大法春夏宜發汗

春夏宜發汗者發汗有助宣陽氣之功。等於春夏之發生長育者然窺其意亦責重在桂枝湯令人盡以麻桂二湯作春夏之禁藥其輕於畔經者由

其重於遵例也

四百九三

凡發汗欲令手足俱周時出似漐漐然一時間許益佳不可令如水淋漓若病不解當重發汗汗多必亡陽陽虛不得重發汗也

當重發汗即太陽篇中可更發汗宜桂枝湯之謂上重字平聲下重字上聲下二句即上文註脚

四百九四

凡服湯發汗中病即止不必盡劑

中病即止亦麻黃桂枝互舉之詞示樽節於中字所以嚴不中之禁也

④云可發汗無湯者丸散亦可用要以汗出爲解然

⑤不如湯隨證良驗

丸散僅可從權隨證則不如湯世之守定套方者則亦丸散之類也○請條爲可汗者定例而猶復申明告誡觀汗多亡陽陽虛不可重發汗二語仲景於陽之一字不啻如保赤子矣

[illegible]百九六

夫病脉浮大問病者言但便鞕耳設利者爲大逆鞕爲實汗出而解何以故脉浮當以汗解

表裏二字重在脉輕在證故出便鞕一證以示例

四百九七

欲人於脉上定逆從庶不至以陽明誤太陽故以脉浮大設利者爲大逆著戒以浮當汗解著㳄

下利後身疼痛清便自調者急當救表宜桂枝湯發汗

云救表矣復云發汗不欲以發汗二字令麻黃湯偏僭迺知太陽之在仲景多是不可汗之太陽

辯發汗後病證

一百[illegible]⑥

汗多亡陽讝語者不可下與柴胡桂枝湯和其營

⑦以通津液後自愈

⑧仟營衛通津液乃救表之大題目特出此一條以示側而該括固廣曰後自愈不欲人於汗下間求速效也亡陽譫語止　譫語作鄭聲看

辯不可吐脉證

四百九九 本篇凡四證已具太陽篇中

辯可吐脉證

五百 大法春宜吐

吐法從升有發陳之義故以春宜寓意

五百一 凡用吐湯中病即止不必盡劑也

吐以去上焦之邪上焦爲清陽之分吐之過劑則邪去而所傷者膻中之陽陽固不可不寶惜也

五百二 病胷上諸實胷中鬱鬱而痛不能食欲使人按之而反有涎唾下利日十餘行其脉反遲寸口脉微滑此可吐之吐之利即止

五百三 宿食在上脘者當吐之

宗氣聚于胸升降呼吸出焉清陽之分豈能容濁⑨物留滯吐以宣之使升降無碍則條中之證自愈

⑩屬表邪傳入無形而有形則痞滿結胸另有治

均⑪非所宜矣

⑫八手足厥冷脉乍結以客氣在胸中心下滿而煩欲食不能食者病在胸中當吐之

客氣在胸中不必有形也而亦從吐例者以其脉結則胸中自鬱之邪不由表入故可從高越之耳

辯不可下病脉證

脉濡而弱弱反在關濡反在巔微反在上濇反在下微則陽氣不足濇則無血陽氣反微中風汗出而反躁煩濇則無血厥而且寒陽微不可下下之則心下

痞鞕

此與不可汗首條同汗下均為亡陽故也誤汗亡陽分之陽誤下亡陰分之陽無陽則陰獨而地氣得以上居故心下痞鞕（）條中凡云反者皆不應見而見之意傷寒有此便不可作傷寒治故雖有汗下證便不可汗下矣全部論中俱要體會此意

五百五六

脉濡而弱弱反在關濡反在巔弦反在上微反在下⑬陽運微為陰寒上實下虛意欲得溫微弦為虛⑭不可下也

五百五七

⑮出逆證而止云虛者不可下不欲人泥定濡弱⑯弦微之脉象及在關上下之部位凡遇虛邪均可從欲溫之一法廣意及耳

脉濡而弱弱反在關濡反在巔浮反在上數反在下浮為陽虛數為無血浮為虛數為熱浮為虛自汗出而惡寒數為痛振寒而慄微弱在關胸下為急喘汗而不得呼吸呼吸之中痛在於脇振寒相搏形如瘧狀醫反下之故令脉數發熱狂走見鬼心下為痞小便淋漓小腹甚鞕小便則尿血也

濡弱在關知爲虚矣而浮爲在表數爲在府虚而有熱在於血分是知少陽之裏分容邪矣經曰有柴胡證但見一證便是不必悉具況證候班班尤在三禁之列者乎誤下而未罷之表因虚而盡陷入少陽之裏分是爲血室受邪故有脉數發熱狂走見鬼諸見證耳此云脉數是并濡弱之關浮脉之表俱變數也從此而推及於誤汗其爲奪血又不必言矣

⑰而緊濡則衛氣微緊則營中寒陽微衛中風發

惡⑱寒。營緊胃氣冷。微嘔心內煩。醫爲有大熱。解广⑲而發汗。亡陽虛煩躁。心下苦痞堅。表裏俱虛竭。卒起而頭眩。客熱在皮膚。悵快不得眠。不知胃氣冷。緊寒在關元。技巧無所施。汲水灌其身。客熱因時罷。慄慄而振寒。重被而覆之。汗出而冒巔。體惕而又振。小便爲微難。寒氣因水發。清穀不容間。嘔變反腸出。顛倒不得安。手足爲微逆。身冷而內煩。遲欲從後救。安可復追還。

脉濡而緊。陽虛陰盛。故胃冷而阻。虛陽於在表在

上其自胃而下至關元則無非陰寒之所畜也誤
汗誤水虛陽隨客熱消盡矣何可追救嘔變反腸
出謂清穀夾穢不下行而上出也此條宜在不
可汗例見諸此者欲以此條之亡陽爲下條之亡
陰作對峙也此條之不可汗互有不可下下條之
不可下亦互有不可汗意

五百九
脉浮而大浮爲氣實大爲血虛血虛爲無陰孤陽獨
⑳侌部者小便當赤而難胞中當虛今反小便利而
㉑出法應衛家當微今反更實津液四射營竭血

[22]煩而不得眠血薄肉消而成暴液醫復以毒藥攻[23]其胃此爲重虛客陽去有期必下如汙泥而死無陰而孤陽下陰部倘得小便赤而難則胞中不虛僅爲陽搏陽未離則陰得滯而未散今反小便利而大汗出則衛氣更微矣其反更實者非衛陽之實而客陽之實也衛陽猶或抱陰客陽則專於攻陰故津液四射而爲小便利爲大汗出熱甚逼陰所以營竭血盡乾煩而不得眠血薄肉消而成暴液暴液云者點滴皆火氣煎熬而出猶民脂已

竭徒以暴征成賦也毒藥攻胃則土敗而四藏無生下如汚泥而死所下非津液而藏氣也

五百十

傷寒脉陰陽俱緊惡寒發熱則脉欲厥厥者脉初來大漸漸小更來漸漸大是其候也如此者惡寒甚者翕翕汗出喉中痛熱多者目赤脉多睛不慧醫復發之咽中則傷若復下之則兩目閉寒多者便清穀熱多者便膿血若熏之則身發黃若熨之則咽燥若小㉔便利者可救之小便難者爲危殆

㉕脉陰陽俱緊惡寒發熱者表邪也脉欲厥者夾陰

㉖所也表證夾陰所以惡寒汗出而喉中痛腎脉循喉故也熱多則連及厥陰故目赤脉多其睛不慧則仍屬水藏虛也發之下之皆能傷藏若咽中傷若兩目閉若便清穀若便膿血罔非少陰之見證薰之身發黃者水枯而土燥也熨之則咽燥者腎逆而被刼也小便利者腎汁尚滋小便難者已成枯魚之肆矣故可救不可救卜諸此

五百十一 傷寒發熱口中勃勃氣出頭痛目黃衄不可制貪水者必嘔惡水者厥若下之咽中生瘡假令手足温者

必下重便膿血頭痛目黃者若下之則兩目閉貪水者脉必厥其聲嚶咽喉塞若發汗則戰慄陰陽俱虛惡水者若下之則裏冷不嗜食大便完穀出若發汗則口中傷舌上白胎煩躁脉數實不大便六七日後必便血若發汗則小便自利也

此溫證夾陰之病故只發熱而無惡寒證口中勃勃氣出頭痛目黃衄不可制陽盛於表也貪水者嘔惡水者厥陰盛於裏也下之咽生瘡上逆之臂被溫纏也手足溫者必下重熱邪乘臂虛而陷

㉘[illegible]也此曰手足温則上句手足厥可知貪水者聲嚶咽喉塞寒熱交凝而受閉也發汗亡陽温雖去而寒獨留故戰慄故曰陰陽俱虛虛字作寒字看惡水者温淺而寒深故下之則裏冷不嗜食大便完穀出發汗則口中傷舌上白胎煩躁陽虛而被陰擾不寧於上也脉數實不大便六七日後必便血胥液枯而逼及血也若發汗則小便自利也此絕筆胥脫遺尿似不必贅及死字矣

五百十二 微則爲欬欬則吐涎下之則欬止而利因不休利不

休，則胸中如蟲齧，粥入則出，小便不利，兩脇拘急，喘息爲難，頭背相引，臂則不仁，極寒反汗出，身冷若氷，眼睛不慧，語言不休，而穀食多入，此爲除中，口雖欲言，舌不得前。

諸微亡陽，則其欬爲寒，欬雖屬肺，因却從厥陰移來，葢寒之深者，吐涎其驗也，下之則傷及胃土，利因不休，利不休則肝邪益恣矣，胸中如蟲齧粥入則出，遂成蚘厥證，小便不利者，肝氣寒凝不復疏也，兩脇拘急者，寒木無陽不復舒布也，喘息爲

㉚頸背相引者。金偢斂而遭寒。木之侮也。極寒反汗出。身冷若冰。眼睛不慧。語言不休者。水盛而火欲亡。遂見鄭聲也。除中之證。唯厥陰有之。寒深而胃陽被華也。口雖欲言。舌不能前。知心陽已問諸水濱矣。緣寒莫深於厥陰。敵厥陰者唯肺。肺先自寒。則一綫之陽。全恃胃母之送暖。今更并奪其母。周身成冰冷之局。而四藏無生矣。此證不因有下之之誤。以厥陰之邪。爲寒燥故也。

脈數者。久數不止。止則邪結。正氣不能復。邪氣却結於藏，故邪氣浮之與皮毛相得。脉數者，不可下，下之必煩利不止。

數脉爲陽而在府爲日雖多不可止也止藥必寒寒則截陽於府而邪結故正氣不能復而遂結於藏是爲虛陽下陷之證故邪氣浮之與皮毛相得脉數者此爲浮數下浮數之脉必煩利不止虛陽下陷此其驗也

㉛浮大，應發汗，醫反下之，此爲大逆。

㉜大與脉浮而大差別盛寔純在表也雖有裏證

㉝宜從表發汗。下之則爲大逆。

五百十五 ㉞動氣在右。不可下。下之則津液內竭。咽燥鼻乾。頭眩心悸也。

五百十六 動氣在左。不可下。下之則腹內拘急。食不下。動氣更劇。雖有身熱。臥則欲踡。

五百十七 動氣在上。不可下。下之則掌握熱煩。身上浮冷。熱汗自泄。欲得水自灌。

五百十八 動氣在下。不可下。下之則腹脹滿。卒起頭眩。食則下清穀。心下痞也。

動氣誤下是爲犯藏左右上下隨其經氣而致逆故禁同汗列

五百十九

咽中閉塞者不可下下之則上輕下重水漿不下臥則欲踡身急痛下利日數十行

腎邪上逆故有咽中閉塞之證下之陽氣益虚陰氣益盛故有上輕下重諸見證

五百二十

㉟諸外實者不可下下之則發微熱亡脉厥者當臍握

㊱外實者先表後裏自有成治誤下則表邪内侵

㊲外熱微而內厥深陽陷陰分脈不得出故無脈
而當臍握熱握者不移之謂手可捉也

五百二一 諸虛者不可下下之則大渴求水者易愈惡水者劇
諸虛者陰精陽液必有一亡故下之則大渴求水
者亡陰惡水者亡陽故有愈劇之分觀此知仲景
慮誤下之助陰甚于慮誤下之亡陰矣

五百二二 太陽病外證未解不可下下之為逆
未解較不解稍異勢雖欲殺仍須俟之

五百二三 病欲吐者不可下嘔多雖有陽明證不可攻之

嘔多爲少陽半表裏但有一證便戒攻矣

五百二四 夫陽病熱多者下之則鞕

陽病乃熱病之類陰虛而津液少故表裏熱俱多下之則胃中水竭其鞕也非轉屬陽明之鞕矣

五百二五 無陽陰強大便鞕者下之則必清穀腹滿

無陽陰強陰結病也大便雖鞕不可下下則腸虛寒入故必清穀腹滿

五百二六 傷㊳寒發熱頭痛微汗出發汗則不識人熏之則喘不㊴便心腹滿下之則短氣小便難頭痛背強加溫

⑩必衄。

此證近於温家有熱無寒汗下温鍼均禁。

五百二七

下利脉大者虚也以其强下之故也設脉浮革因爾腸鳴者屬當歸四逆湯。

下利脉大指下之後致逆而言虚字指未下時之病源而言設脉浮革而下借脉借證以酌治倒所該者廣云脉浮革則非實大俱不可下之脉矣云因爾腸鳴則非滿堅俱不可下之證矣不可下而誤下只因有不更衣之證惑人故以當歸四逆湯

屬之除可下外其餘非虛閉卽寒閉酌此一方知中樞另有主之者諸承氣自却步不前矣

辯可下病脉證

五百二八 大法秋宜下

物至秋成實非實不下故取宜於此

五百二九 凡服下藥用湯勝丸中病卽止不必盡劑

用湯勝丸貴活法也中病卽止示節制也

五百三十 下利三部脉皆平按之心下鞕者急下之宜大承氣湯

平者平而實也從大字塌墳[41]在下面總無高低之狀浮起三部皆然其與寸浮關沉之痞利迥别故當下以大承氣湯

五百三一　下利脈遲而滑者內實也利未欲止當下之宜大承氣湯

遲而滑滑在下而遲在上知為物阻之遲非寒陰之遲故但下其所阻則內實去而遲得進利自止矣

五百三二　問曰人病有宿食者何以别之師曰寸口脈浮而大

按之反濇尺中亦微而濇故知有宿食當下之宜大承氣湯

宿食一證最難拘一故此下詳及之寸口浮大類乎表脉按之反濇尺亦微濇寸尺不應而應在按知中焦之有阻矣故下其宿食而愈

五百三三

下利不欲食者以有宿食故也當下之宜大承氣湯

傷食惡食故不欲食與不能食者自別下利有此更無別樣虛證知非三陰之下利而宿食之下利也

五百三十四　下利差後。至其年月日復發者。以病不盡故也。當下之。宜大承氣湯。

下利差後○而餘邪棲於腸胃廻折處者未盡○是爲伏邪○凡得其候而伏者○仍應其候而伸○下則搜而盡之矣○

五百三十五　下利。脉反滑。當有所去。下之乃愈。宜大承氣湯。

滑爲實○故可行通因通用之法○

五百三十六　病腹中滿痛者。此爲實也。當下之。宜大承氣湯。

病腹中滿痛○雖陰經可下○不必其爲陽明矣○

五百三七

傷寒後，脉沉沉者，内實也，下解之，宜大柴胡湯。

沉沉二字連讀，按之重着而不肯浮，又無微弦濇弱之互而兼，雖陰脉可從陽斷矣，改用大柴胡湯者，傷寒後故也。

五百三八

脉雙弦而遲者，必心下鞕，脉大而緊者，陽中有陰也，可以下之，宜大承氣湯。

脉雙弦而遲，心下鞕，寒兼挾飲，固非下脉，然使弦中舉大而按緊，則非虛寒者比，陽中有陰，陰字指實邪言，可以下之，乃從陽分而破其陰實之法

終

傷寒論後條辨　卷十四

校注

①□：底本此字残损，校本作『疼』。
②□：底本此字残损，校本作『藏』。
③□：底本此字残损，校本作『咳』。
④□：底本此字残损，校本作『凡』。
⑤□：底本此字残损，校本作『不』。
⑥□：底本此字残损，校本作『发』。
⑦□：底本此处残损，校本作『卫以』。
⑧□：底本此字残损，校本作『和』。
⑨□：底本此字残损，校本作『物』。
⑩□：底本此字残损，校本作『若』。
⑪均：校本此字上有『法』字。
⑫□□：底本此二字残损，校本作『病人』。
⑬□：底本此处残损，校本作『弦为』。
⑭□：底本此处残损，校本作『虚者不』。
⑮出：校本此字上有『不』字。
⑯□：底本此字残损，校本作『弦』。

⑰而：校本此字上有『脉濡』二字。
⑱恶：校本此字上有『热而』二字。
⑲□：底本此字残损，校本作『肌』。
⑳□：底本此处残损，校本作『下阴』。
㉑出：校本此字上有『大汗』二字。
㉒□：校本此字上有『尽，干』二字。
㉓□：底本此字残损，校本作『攻』。
㉔□：底本此字残损，校本作『便』。
㉕□：底本此字残损，校本作『脉』。
㉖□：底本此字残损，校本作『脉』。
㉗□：底本此字残损，校本作『气』。
㉘□：底本此字残损，校本作『入』。
㉙也：校本此字上有『泄』字。
㉚□：底本此字残损，校本作『难』。
㉛□：底本此字残损，校本作『脉』。
㉜□：底本此字残损，校本作『浮』。
㉝□：底本此字残损，校本作『仍』。
㉞□：底本此字残损，校本作『动』。
㉟□：底本此字残损，校本作『热』。
㊱□：底本此处残损，校本作『诸』。

㊲□：底本此字残损，校本作『故』。
㊳□：底本此字残损，校本作『伤』。
㊴便：校本此字上有『得小』二字。
㊵□：底本此处残损，校本作『针则』。
㊶塌塡在：校本作『揭其上』。

傷寒論後條辯附方卷之十五

仲景一百一十三方。循論中所主治者。摘而名之也。然其間差訛移易。爲叔和所更張者。已不少。如桂枝二越婢一湯。及桂枝麻黄各半湯等類是也。今特備載之。以待考。不妨姑仍其舊。至于因方而加之以論。則自成無巳始。愛禮存羊。併不敢以我意之所是。遂芟去其所非也。

桂枝湯

桂枝三兩去皮辛熱　芍藥三兩苦酸微寒　甘草二兩炙甘平

生姜三兩辛温　大棗十二枚劈甘温

右五味，㕮咀，以水七升，微火煑取三升，去滓，適寒温，服一升。服已須臾，歠稀粥一升餘，以助藥力，温覆令一時許，遍身漐漐微似有汗者益佳，不可令如水流漓，病必不除。若一服汗出病差，停後服，不必盡劑。若不汗，更服依前法。又不汗，後服當小促其間，半日許令三服盡。若病重者，一日一夜服，周時觀之。服一劑盡，病證猶在者，更作服。若汗不出者，乃服至二三劑。禁生冷、粘滑、肉麪、五辛、酒酪臭惡等物。

成無巳曰。內經曰。辛甘發散爲陽。桂枝湯辛甘之劑也。所以發散風邪。內經曰。風淫所勝。平以辛。佐以苦甘。以甘緩之。以酸收之。是以桂枝爲主。甘草爲佐也。內經曰。風淫於內。以甘溫之。以辛散之。是以生姜大棗爲使也。

桂枝加葛根湯 照原方訂定

桂枝三兩　芍藥二兩　甘草二兩炙

生薑三兩切　大棗十二枚擘　葛根四兩　右

六味以水一斗先煑葛根減二升去上沫內諸藥煑取三升去滓溫服一升覆取微似汗不須啜粥

桂枝加厚朴杏子湯

於桂枝湯方內加厚朴二兩杏仁五十箇去皮尖餘依前法

桂枝加桂湯

於桂枝湯方內更加桂二兩共五兩餘依前法

桂枝加附子湯

於桂枝湯方内。加附子一枚。炮去皮。破八片。餘依前法。

桂枝加芍藥生姜各一兩人參三兩新加湯

成無已曰。與桂枝以解未盡之邪。加芍藥生姜人參。以益不足之血。

桂枝加芍藥湯

於桂枝湯方内。更加芍藥三兩。隨前共六兩。餘依桂枝湯法。

桂枝加大黃湯

桂枝二兩去皮　大黃一兩　芍藥六兩
生姜二兩切　甘草二兩炙　大棗十二枚劈　右
六味。以水七升。煑取三升。去滓。溫服一升。日三
服。

桂枝去芍藥湯

於桂枝湯方內。去芍藥。餘依前法。

桂枝去芍藥加附子湯

於桂枝湯方內。去芍藥。加附子一枚。炮去皮。破
八片。餘依前法。

桂枝去芍藥加蜀漆龍骨牡蠣救逆湯

桂枝三兩去皮　甘草二兩炙　生薑三兩切

牡蠣五兩熬酸鹹　龍骨四兩甘平　大棗十二兩劈

蜀漆二兩洗去腳辛平　右為末。以水一斗二升。先煮蜀漆。減二升。內諸藥。煮取三升。去滓。溫服一升。

桂枝甘草龍骨牡蠣湯

桂枝一兩　甘草二兩　牡蠣二兩熬

龍骨二兩　右為末。以水五升。煮取二升。去滓。溫服八合。日三服。

成無已曰辛甘發散桂枝甘草之辛甘以發散經中之火邪龍骨牡蠣之澁以收斂浮越之正氣

桂枝甘草湯

桂枝四兩去皮辛熱　甘草二兩炙甘平　右二味以水二升煑取一升去滓頓服

成無已曰桂枝之辛走肺而益氣甘草之甘入脾而理中

茯苓桂枝甘草大棗湯

茯苓半斤甘平　甘草三兩炙甘平　大棗十五枚劈甘平

桂枝四兩去皮　右四味以甘爛水一斗先煮茯苓減二升内諸藥煮取三升去滓温服一升日三服作甘爛水法取水二斗置大盆内以杓揚之水上有珠子五六千顆相逐取用之

成無已曰茯苓以伐腎邪桂枝能泄奔豚甘草大棗之甘滋助脾土以平腎氣煎用甘爛水者揚之無力取不助腎氣也

茯苓桂枝白朮甘草湯

茯苓四兩甘草①　桂枝二兩去皮辛熱　白朮二兩甘温苦

甘草二兩炙甘平

右四味。以水六升。煮取三升。去滓。分溫三服。

成無已曰。陽不足者。補之以甘。茯苓白朮生津液而益陽也。裏氣逆者。散之以辛。桂枝甘草行陽散氣。

茯苓甘草湯

茯苓二兩甘平　桂枝二兩去皮辛熱

甘草一兩炙甘平　生姜二兩切辛温

右四味。以水四升。煮取二升。去滓。分溫三服。

成無巳曰茯苓甘草之甘。益津液而和衛。桂枝生薑之辛。助陽氣而解表。

炙甘草湯

甘草四兩炙甘平　生薑三兩切辛溫　桂枝三兩去皮辛熱

人參二兩甘溫　生地黃一斤甘溫　阿膠二兩溫甘

麥門冬半升去心甘平　麻子仁半升甘平　大棗十二枚劈甘溫

右九味。以清酒七升。水八升。先煮八味。取三升。去滓。內膠烊消盡。溫服一升。日三服。一名復脈湯。

成無已曰補可以去弱人參甘草大棗之甘以補不足之氣桂枝生姜之辛以益正氣聖濟經曰津液耗散爲枯五藏瘦弱營衛涸流劑所以潤之麻仁阿膠麥門冬地黄之甘潤經益血復脉通心也

○脉按之來緩而時一止復來者名曰結又脉來動而中止更來小數中有還者反動名曰結陰也脉來動而中止不能自還因而復動名曰代陰也得此脉者必難治

小建中湯

芍藥二兩酒洗　甘草二兩炙　生薑三兩切

大棗十二枚劈　右七味。㕮咀。以水一斗。先煑麻黃葛根。減二升。去沫。內諸藥。煑取三升。去滓。溫服一升。覆取微似汗。不須啜粥。餘如桂枝法將息。及禁忌。

成無已曰。本草云。輕可去實。麻黃葛根之屬是也。此以中風表實。故加二物於桂枝湯中也。

葛根加半夏湯

葛根四兩　麻黃三兩去節湯泡去黃汁焙乾秤

生薑三兩切　甘草二兩炙　芍藥二兩

桂枝二兩去皮　大棗十二枚劈　半夏半斤洗

右八味。以水一斗。先煮葛根麻黃。減二升。去白沫。內諸藥。煮取三升。去滓。溫服一升。覆取微似汗。

葛根黃連黃芩湯

葛根半斤　甘草二兩炙甘平　黃芩二兩苦辛

黃連三兩苦寒　右四味。以水八升。先煮葛根。減二升。入諸藥。煮取二升。去滓。分溫再服。

成無巳曰。內經曰。甘發散爲陽。表未解者。散以葛

桂枝三兩去皮辛溫　甘草三兩炙甘平　大棗十二枚劈甘溫
芍藥六兩酸微寒　生薑三兩切辛溫　膠飴一升甘溫　右
六味。以水七升。煮取三升。去滓。內膠飴。更上微
火消解。溫服一升。日三服。

成無已曰建中者建脾也內經曰脾欲緩急食甘以緩之膠飴大棗甘草之甘以緩中也辛潤也散也營衛不足潤而散之桂枝生姜之辛以行營衛酸收也泄也正氣虛弱收而行之芍藥之酸以收正氣

麻黄湯

麻黄三兩去節甘溫　桂枝二兩去皮辛熱　甘草一兩炙甘平

杏仁七十個湯炮去皮尖辛溫　右四味，以水九升，先煑麻黄，減二升，去上沫，内諸藥，煑取二升半，去滓，温服八合，覆取微似汗，不須啜粥，餘如桂枝法將息。

成無已曰：内經曰：寒淫於内，治以甘熱，佐以苦辛。麻黄、甘草開肌發汗，桂枝、杏仁散寒下氣。

大青龍湯

麻黄六兩去節甘溫　桂枝二兩去皮辛熱　甘草二兩炙甘平
杏仁五十粒去皮尖苦甘溫　生薑三兩切辛溫
大棗十二枚擘甘溫　石膏如鷄子大碎甘微辛　右七味以水九升先煑麻黃減二升去上沫內諸藥煑取三升去滓溫服一升取微似汗汗出多者溫粉撲之一服汗者停後服汗多亡陽遂虛惡風煩躁不得眠也

成無已曰辛甘均爲發散然風宜辛散寒宜甘發辛甘相合乃能發散營衞之風寒麻黃甘草石膏

杏仁以發散營中之寒。桂枝薑棗以解除衛中之風。

小青龍湯

麻黃三兩去節甘溫　芍藥三兩酸微寒　五味子半升酸溫

乾姜二兩辛熱　甘草二兩炙甘平　桂枝三兩辛熱

半夏三兩湯洗辛微溫　細辛三兩辛溫　右八味。以水一斗。先煮麻黃。減二升。去上沫。內諸藥。煮取三升。去滓。溫服一升。

成無己曰。寒邪在表。非甘辛不能散之。麻黃桂枝甘草之辛甘以發散表邪水停心下而不行則腎氣燥内經曰腎苦燥急食辛以潤之乾姜細辛半夏之辛以行水氣而潤腎欬逆而喘則肺氣逆内經曰肺欲收急食酸以收之芍藥五味子之酸以收逆氣而安肺

加減法　若微利者去麻黄加芫花如鷄子大熬令赤色下利者不可攻其表汗出必脹滿麻黄發其陽水漬入胃必作利芫花下十二水水去利自止若渴者去半夏加栝蔞根三兩辛燥而苦潤半夏

辛而燥津液非渴者所宜故去之栝蔞味苦而生津液故加之　若噎者去麻黃加附子一枚炮經曰水得寒氣冷必相搏其人氣䭇加附子溫散水寒病人有寒復發汗胃中冷必吐蚘去麻黃惡發汗　若小便不利少腹痛去麻黃加茯苓四兩水畜下焦不行爲小便不利小腹滿麻黃發津液於外非所宜也茯苓泄畜水於下加所當也　若喘者去麻黃加杏仁半斤去皮尖金匱要畧曰其人形腫故不內麻黃內杏子以麻黃發其陽故也喘

呼形腫水氣標本之疾

桂枝麻黃各半湯

桂枝一兩十六銖去皮 芍藥 生姜切

甘草炙 麻黃各一兩去節 大棗四枚劈

杏仁二十四個湯浸去皮尖及兩仁者 右七味。以水五升。先煑麻黃一二沸。去上沫。內諸藥。煑取一升八合。去滓溫服。

桂枝二麻黃一湯

桂枝一兩十七銖 芍藥一兩六銖 麻黃十六銖去節

生薑一兩六銖切　杏仁十六個去皮尖　甘草一兩二銖炙
大棗五枚劈　右七味，以水五升，先煮麻黄一二沸，去上沫，內諸藥，煮取二升，去滓，溫服一升，日再。

桂枝二越婢一湯

桂枝去皮　芍藥　甘草各十八銖炙
生薑一兩三錢切　大棗四枚劈　麻黄十八銖去節
石膏二十四銖碎綿裹　右七味，㕮咀，以五升水，煮麻黄一二沸，去上沫，內諸藥，煮取二升，去滓，溫服一升。本方當裁爲越婢湯。桂枝湯。合飲一升。今合爲一方。桂枝二越婢一。

成無巳曰。胃爲十二經之主。脾治水穀爲卑藏。若婢。[2]內經曰。脾主爲胃行其津液。是湯所以謂之越脾者。[3]以發越脾氣。通行津液。外臺方一名越脾湯。即此義也。

桂枝去桂加茯苓白术湯

於桂枝湯方內。去桂枝。加茯苓白术各三兩。餘依前法煎服、小便利則愈。

麻黄杏仁甘草石膏湯

麻黄四兩去節甘溫　杏仁五十個甘溫　甘草二兩炙甘平

石膏半斤碎綿裹甘寒　右四味以水七升先煑麻黄減二升去上沫內諸藥煑取二升去滓溫服一升。

成無巳曰內經曰肝苦急急食甘以緩之風氣通於肝風邪外甚故以純甘之劑發之

葛根湯

葛根四兩　麻黄二兩去節　桂二兩去皮

根甘草之甘苦以堅裏氣弱者堅以黃連黃芩之苦。

麻黃升麻湯

麻黃二兩半去節甘溫　升麻一兩一分甘平　當歸兩一分辛溫

知母苦寒　黃芩苦寒　萎蕤各十八銖甘平

石膏碎綿裹甘寒　白朮甘溫　乾薑辛熱

芍藥酸平　天門冬去心甘平　桂枝辛熱

茯苓甘平　甘草炙甘平各六銖　右十四味以

水一斗先煑麻黃一兩沸去上沫內諸藥煑取

三升去滓分温三服相去如炊三斗米頃令盡
汗出愈

成無已曰大熱之氣寒以取之甚熱之氣以甘發之麻黄升麻之甘以發浮熱正氣虛者以辛潤之當歸桂薑之辛以散寒上熱者以苦泄之知母黄芩之苦涼心去熱津液少者以甘潤之茯苓白朮之甘緩脾生津肺燥氣熱以酸收之以甘緩之芍藥之酸以斂逆氣萎蕤門冬石膏甘草之甘潤肺除熱

麻黃蓮軺赤小豆湯

麻黃二兩去節甘溫　赤小荳一升甘草④　連軺二兩連翹根也苦寒

杏仁四十個去皮尖甘溫　大棗十二枚甘溫　生梓白皮一升苦寒

生姜二兩切辛溫　甘草一兩炙甘平　已上八味以潦水一斗先煑麻黃再沸去上沫內諸藥煑取三升分溫三服半日則盡

成無已曰內經曰濕上甚而熱治以甘溫佐以甘平以汗爲故正此之謂也又煎用潦水者亦取其水味薄則不助濕氣

麻黃附子細辛湯

麻黃二兩去節甘熱　細辛二兩辛熱　附子一枚炮去皮破八片辛熱

右三味以水一斗先煮麻黃減二升去上沫內藥煑取三升去滓溫服一升日三服

成無已曰內經曰寒淫於內治以甘熱佐以苦辛以辛潤之麻黃之甘以解少陰之寒細辛附子之辛以溫少陰之經

麻黃附子甘草湯

麻黃二兩去節　甘草二兩炙　附子一枚炮去皮

右三味，以水七升，先煑麻黄一兩，沸去上沫，内諸藥，煑取三升，去滓，温服一升，日三服。

成無已曰：麻黄甘草之甘，以散表寒；附子之辛，以温寒氣。

桂枝附子湯

桂枝四兩，去皮，辛熱　附子三枚，炮，去皮，破八片，辛熱

生薑一兩，切，辛温　甘草二兩，炙，甘温　大棗十二枚，劈，甘温

右五味，以水六升，煑取二升，去滓，分温三服。

成無已曰：風在表者，散以桂枝甘草之辛甘；濕在

經者，遂以附子之辛熱，薑棗辛甘，行營衛，通津液，以和表也。

去桂枝加白朮湯

於此方内，去桂枝，加白朮四兩，餘依前法。

成無已曰：桂發汗走津液，此小便利，大便鞕，爲津液不足，去桂加朮。

甘草附子湯

甘草二兩，炙，甘平　附子二枚，炮，去皮，辛熱　白朮二兩，甘温　桂枝四兩，去皮，辛熱

右四味，以水六升，煮取三升，去

漐溫服一升日三服初服得微汗則解能食汗⑤出復煩者服五合恐一升多者宜服六七合爲妙

成無巳曰桂枝甘草之辛甘發散風邪而固衛附子白朮之辛甘解濕氣而溫經

桂枝人參湯

桂枝四兩去皮辛熱　甘草四兩炙甘平　白朮三兩甘平

人參三兩甘溫　乾薑三兩辛熱　右五味以水二升先煑四味取五升內桂更煑取三升溫服一升

日再夜一服。

成無巳曰：表未解者，辛以散之；裏不足者，甘以緩之。此以裏氣大虛，表裏不解，故加桂枝甘草於理中湯也。

小柴胡湯

柴胡 半斤，苦微寒　黄芩 三兩，苦寒　人參 三兩，甘溫

甘草 三兩，甘平　半夏 半升，洗，辛溫　生姜 三兩，切，辛溫

大棗 十三枚，擘，甘溫

布七味，以水一斗二升，煑取六升，去滓，再煎取三升，溫服一升，日三服。

成無已曰：熱淫於內，以苦發之，柴胡、黃芩之苦以發傳邪之熱。裏不足者，以甘緩之，人參、甘草之甘以緩中和之氣。邪半入裏則裏氣逆，辛以散之，半夏以除煩嘔。邪半在表則營衛爭之，辛甘解之，姜棗以和營衛。

柴胡加桂枝湯

桂枝去皮　黃芩　人參各一兩半

甘草一兩炙　半夏二合半　芍藥一兩半

大棗六枚擘　生薑一兩半切　柴胡四兩

右

九味以水七升煮取三升去滓温服。

柴胡桂枝乾姜湯

柴胡半斤苦平　桂枝三兩去皮辛熱　乾姜三兩辛熱

括蔞根四兩苦寒　黄芩三兩苦寒　牡蠣三兩熬鹹寒

甘草二兩炙甘平

右七味以水一斗二升煮取六升去滓再煎取三升温服一升日三服初服微煩復服汗出便愈

成無巳曰内經曰熱淫於内以苦發之柴胡黄芩之苦以解傳表之邪辛甘發散爲陽桂枝甘草之

辛甘以散在表之邪鹹以軟之牡蠣之鹹以消胸脇之滿辛以潤之乾薑之辛以固陽虛之汗津液不足而爲渴苦以堅之栝蔞之苦以生津液

柴胡加芒硝湯

於小柴胡湯方內加芒硝六兩餘依前法服不解更服

柴胡加龍骨牡蠣湯

半夏二合洗 大棗六枚 柴胡四兩

生薑一兩半 人参一兩半 龍骨一兩半

鉛丹一兩半　桂枝一兩半去皮　茯苓一兩半
大黃二兩　牡蠣一兩半煅
右十一味以水八升煑取四升內大黃切如碁子更煑一二沸去滓溫服一升

大柴胡湯

柴胡半斤甘平　黃芩三兩苦寒　芍藥二兩微寒酸
半夏半升洗辛溫　生姜五兩切辛溫　枳實四枚炙苦寒
大棗十二枚甘溫　大黃二兩苦寒
右七味以水一斗二升煑取六升去滓再煎溫服一升日三服一

方不用大黃若不加大黃恐不爲大柴胡湯也成無已曰柴胡黄芩之苦入心而折熱枳實芍藥之酸苦湧泄而扶陰辛者散也半夏之辛以散逆氣辛甘和也薑棗之辛甘以和營衛

四逆散

甘草炙甘平　枳實破水漬炙苦寒　柴胡苦寒

芍藥酸微寒　右四味各十分擣篩白飲和服方寸匕日三服

成無已曰内經曰熱淫於内佐以甘苦以酸收之

以苦發之枳實甘草之甘苦以泄裏熱芍藥之酸以收陰氣柴胡之苦以發表熱

加減法　欬者⑦加五味子乾薑各五分并主下痢肺寒氣逆則欬五味子之酸收逆氣乾薑之辛散肺寒并主下痢者肺與大腸爲表裡上欬下痢治則頗同　悸者⑧加桂枝五分悸者氣虛而不能通行心下築築然悸動也桂猶圭也引導陽氣苦熱以使　小便不利者加茯苓五分茯苓味甘而淡用以滲泄　腹中痛者加附子一枚炮令拆裏虛遇

邪則痛加附子以補虛　泄利下重者先以水五升煑薤白三升煑取三升去滓以散方寸匕內湯中煑取一升半分溫再服泄利下重者氣滯也加薤白以泄氣滯

論曰四肢者諸陽之本陽氣不足陰寒加之陽氣不相順接是致手足不溫而成四逆此湯中發陽氣走散陰寒溫經暖肌故以四逆名此奇製之大劑也四逆屬少陰少陰者腎也腎肝位遠非大劑不能達內經曰遠而奇偶制大其服此之謂也

五苓散

猪苓十八銖去皮甘平　澤瀉一兩六銖甘酸鹹　茯苓十八銖甘淡

桂半兩去皮辛熱　白朮十八銖甘平

右五味爲末，以白飲和服方寸匕。多飲暖水，汗出愈。

成無己曰：淡者一也，口入一而爲甘，甘甚而反淡。甘緩而淡滲，猪苓、白朮、茯苓三味之甘，潤虚燥而利津液；鹹味下泄爲陰，澤瀉之鹹以泄伏水；辛甘發散爲陽，桂枝之辛甘以和肌表。

文蛤散

文蛤五兩鹹寒　右一味爲散以沸湯和一錢七服湯用五合。

成無巳曰鹹走腎邪可以勝水氣。

猪苓湯

猪苓去皮甘平　茯苓甘平　阿膠甘平

滑石碎甘寒　澤瀉甘鹹寒各一兩　右五味以水四升先煑四味取二升去滓內下阿膠烊消溫服七合日三服。

成無巳曰甘甚而反淡淡味滲泄爲陽猪苓茯苓

之甘以行小便。鹹味湧泄爲陰。澤瀉之鹹以泄伏水。滑利竅。阿膠滑石之滑以利水道。

牡蠣澤瀉散

牡蠣鹹平熬　澤瀉鹹寒　栝蔞根苦寒

蜀漆辛平去腥　葶藶苦寒熬　商陸根辛酸鹹平熬

海藻鹹寒洗去鹹　已上各等分

右七味。異擣。下篩爲散。更入臼中治之。白飲和服方寸匕。小便利。止後服。日三服。

成無已曰。鹹味湧泄。牡蠣澤瀉海藻之鹹以泄水

氣內經曰濕淫於內平以苦佐以酸辛以苦泄之
蜀漆葶藶栝蔞商陸之酸辛與苦以導腫湿

大承氣湯

大黄四兩苦寒酒洗　厚朴半斤苦温炙去皮　枳實五枚炙苦寒

芒硝三錢鹹寒　右四味以水一斗先煑二物取五升去滓內大黄煑取二升去滓內芒銷更上火微一兩沸分温再服得下餘勿服

成無已曰內經曰燥淫所勝以苦下之大黄枳實之苦以潤燥除熱又曰燥淫於內治以苦温厚朴

之苦下結燥又曰熱淫所勝治以鹹寒芒硝之寒以攻蘊熱

小承氣湯

大黃四兩　厚朴二兩炙去皮　枳實三枚炙[9]　已

上三味以水四升煮取一升二合去滓分溫三服初服湯當更衣不爾者盡飲之若更衣者勿服之

成無已曰大熱結實者與大承氣湯小熱微結者與小承氣湯以熱不大甚故於大承氣湯去芒硝

又以結不至堅故亦減厚朴枳實也

調胃承氣湯

大黃三兩清酒浸去皮　甘草二兩炙甘草　芒硝半斤鹹苦大寒

右三味㕮咀以水三升煮取一升去滓內芒硝更上火微煑令沸少少温服

成無已曰熱淫於內治以鹹寒佐以苦甘芒硝鹹寒以除熱大黃苦寒以蕩實甘草甘平助二物推而緩中

麻仁丸

麻子仁二升甘平　芍藥半斤酸平　大黃一斤去皮苦寒

厚朴一斤炙去皮苦寒　枳實半斤炙苦寒　杏仁一斤去皮尖熬別作脂甘溫

右六味為末。煉蜜為丸，桐子大。飲服十丸，日三服，漸加，以和為度。

成無已曰：內經曰：脾欲緩，急食甘以緩之。麻子、杏仁之甘，緩脾而潤燥。津液不足，以酸收之，芍藥之酸以斂津液。腸燥胃強，以苦泄之，枳實、厚朴、大黃之苦，下燥結而泄胃強也。

蜜煎導方

蜜七合一味内銅器中微火煎之稍凝飴狀攪之勿令焦着欲可丸併手捻作挺令頭銳大如指長二寸許當熱時急作冷則硬以内穀道中以手急抱欲大便時乃去之

猪膽汁方

大猪膽一枚瀉汁和醋少許以灌穀道中如一食頃當大便出

三白散

桔梗三分辛苦微温　巴豆一分去皮心熬[10]黑研如脂平温[11]

貝母三分辛苦平右件三味爲末內巴豆更於臼
中杵之以白飲和服强人半錢羸者減之病在
膈上必吐在膈下必利不利進熱粥一杯利過
不止進冷粥一盃身熱皮粟不解欲引衣自覆
者若以水潠之洗之益令熱却不得出當汗而
不汗則煩假令汗出已腹中痛與芍藥三兩如
上法

[illegible]⑫無巳曰辛散而苦泄桔梗貝母之苦辛用以下
氣巴豆之辛用以散實

茵蔯蒿湯

茵蔯蒿六兩苦微寒　梔子十四枚擘苦寒　大黃二兩去皮苦寒

右三味以水一斗先煮茵蔯減六升内二味煮取三升去滓分溫三服小便當利尿如皂角汁狀色正赤一宿復減黃從小便去也

成無已曰小熱之氣凉以和之大熱之氣寒以取之茵蔯梔子之苦寒以逐胃燥宜下必以苦宜補必以酸大黃之苦寒以下瘀熱

十棗湯

芫花熬 辛苦　甘遂 苦寒　大戟 苦寒
大棗十枚擘 甘溫

右上三味，等分，各別擣為散，以水一升半，先煑大棗肥者十枚，取八合，去滓，內藥末，强人服一錢匕，羸人服半錢，溫服之，平旦服，若下少，病不除者，明日更服，加半錢，得快下利後，糜粥自養。

成無已曰：辛以散之，芫花之辛以散飲；苦以泄之，甘遂大戟之苦以泄水。水者腎所主也，甘者脾之味也，大棗之甘者，益土而勝水。

大陷胸湯

大黃六兩去皮苦寒　芒硝一升鹹寒　甘遂一錢苦寒

右三味，以水六升，先煮大黃取二升，去滓，內芒硝，煮一兩沸，內甘遂末，溫服一升，得快利，止後服。

成無已曰：大黃謂之將軍，以苦蕩滌。芒硝一名硝石，以其鹹能耎鞕。夫間有遂，以通水也。甘遂若夫間之遂，其氣可以直達透結。陷胸三物為允。

大陷胸丸

大黃半斤苦寒　葶藶半升熬苦寒　芒硝半升鹹寒

杏仁半斤去皮熬　苦甘溫　右四味搗篩二味內杏仁芒硝合研如脂和散取如彈丸一枚別搗甘遂末一錢匕白蜜二合水二升煮取一升溫頓服之一宿乃下更服⑬取下爲效禁如藥法

成無巳曰大黃芒硝之苦鹹所以下熱葶藶杏仁之苦甘所以泄滿甘遂取其直達白蜜取其潤利皆以下泄滿實物也

小陷胸湯

黃連一兩　苦寒　半夏半升洗　辛溫　栝蔞實大者一個　苦寒

右三味以水六升先煑栝蔞取三升去滓内諸藥煑取二升去滓分溫三服

成無巳曰苦以泄之辛以散之黃連栝蔞實苦寒以泄熱半夏之辛以散結

桃核承氣湯

桃仁五十個去皮尖甘平　桂枝二兩去皮辛熱　大黃四兩

芒硝二兩　甘草二兩炙

右五味以水七升煑取二升半去滓內芒硝更上火微沸下火先食溫服五合日三服當微利

成無巳曰甘以緩之辛以散之少腹急結緩以桃仁之甘下焦畜血散以桂枝辛熱之氣寒以收之熱甚搏血故加二物於調胃承氣湯中也

抵當湯

水蛭三十個熬鹹苦寒　蝱蟲三十個熬去翅足苦微寒

桃仁三十個熬苦甘平　大黃三兩酒浸苦寒

右四味爲末以水五升煮取三升去滓溫服一升不下再服

成無巳曰苦走血鹹勝血蝱蟲水蛭之鹹苦以除畜血甘緩結苦泄熱桃仁大黃之苦以下結熱

抵當丸

水蛭二十個 苦寒 蝱蟲二十五個 苦微寒 桃仁二十個 去皮尖 大黄三兩

右四味，杵分爲四丸，以水一升，煑一丸，取七合，服之。晬時當下血，若不下者，連服。

瓜蒂散

瓜蒂一分熬 黄苦寒 赤小豆一分 酸温

右二味，各别擣篩爲散已，合治之，取一錢匕，以香豉一合，用熱湯七合，煑作稀糜，去滓，取汁和散，温頓服之。不吐者，少少加，得快利乃止。⑭

成無巳曰其高者因而越之越以瓜蔕豆豉之苦在上者湧之湧以赤小豆之酸內經曰酸苦湧泄爲陰

梔子豉湯

梔子十二枚擘苦寒　香豉四兩綿裹苦寒　右二味以水四升先煑梔子得二升半內豉煑取一升半去滓分爲二服溫進一服得吐者止後服

成無巳曰酸苦湧泄爲陰苦以湧吐寒以勝熱梔子豉湯相合吐劑宜矣

梔子甘草豉湯

於梔子豉湯方内。加入甘草二兩。餘依前法。得吐。止後服。

梔子生姜豉湯

於梔子豉湯方内。加入生薑五兩。餘依前法。得吐。止後服。

梔子厚朴湯

梔子十四枚苦寒　厚朴四兩姜[15]炙苦寒　枳實四[16]枚水浸去瓤炒苦寒

已上三味。以水二升半。煮取一升半。去滓。

分二服。温進一服。得吐者。止後服。

成無已曰。酸苦湧泄。梔子之苦以湧虛煩。厚朴枳實之苦以泄腹滿。

梔子乾薑湯

梔子十四枚（擘，苦寒）　乾薑二兩（辛熱）　右二味。以水三升半。煮取一升半。去滓。分三服。温進一服。得吐者。止後服。

成無已曰。苦以湧之。梔子之苦以吐煩。辛以潤之。乾薑之辛以益氣。

枳實梔子豉湯

枳實三枚炙苦寒　梔子十四枚擘苦寒　豉一升綿裹苦寒

右三味，以清漿水七升，空煮取四升，內枳實梔子，煮取三升，下豉，更煮五六沸，去滓，溫分再服，覆令微似汗。

成無已曰：枳實梔子豉湯則應吐劑，此云覆令微似汗出者，以其熱聚於上，苦則吐之；熱散於表者，苦則發之。內經曰：火淫所勝，以苦發之。此之謂也。

梔子蘗皮湯

梔子一十五個苦寒　甘草一兩甘平　黃蘗[17]　右三味

以水四升煮取一升半去滓[18]分温再服

半夏瀉心湯

半夏半升洗辛平　黃芩苦寒　乾薑辛熱

人參甘温已上各三兩　黃連一兩苦寒　大棗十二枚擘温甘

甘草三兩炙甘平　右七味以水一斗煮取六升去

滓再煮取三升温服一升日三服

成無已曰辛入肺而散氣半夏之辛以散結氣苦

入心而泄熱黃芩黃連之苦以瀉痞熱脾欲緩急

食甘以緩之。人參大棗之甘以緩之。

大黃黃連瀉心湯

大黃二兩苦寒　黃連一兩苦寒　右二味，以麻沸湯二升漬之，須臾絞去滓，分溫再服。

成無已曰：內經曰：火熱受邪，心病生焉。苦入心，寒除熱。大黃黃連之苦寒，以導瀉心下之虛熱。但以麻沸湯漬服者，取其氣薄而泄虛熱。

附子瀉心湯

大黃二兩　黃連　黃芩各一兩

附子一枚炮去皮破別煑取汁　右四味，切三味，以麻沸湯二升漬之，須臾，絞去滓，内附子汁，分溫再服。

生薑瀉心湯

生薑四兩切　甘草三兩炙　人參三兩

乾薑一兩　黄芩三兩　半夏半升洗

黄連一兩　大棗十二枚　右八味，以水一斗，煑取六升，去滓，再煎，取三升，溫服一升，日三服。

甘草瀉心湯

甘草四兩　黄芩三兩　乾姜三兩

半夏半升洗　黄連一兩　大棗十二枚擘　右六味，以水一斗，煮取六升，去滓，再煎取三升，溫服一升，日三服。

黄芩湯

黄芩三兩苦寒　甘草二兩炙甘平　芍藥二兩酸平

大棗十二枚擘甘溫　右四味，以水一斗，煮取三升，去滓，溫服一升，日再夜一服。若嘔者，加半夏半升、生薑三兩。

成無巳曰虛而不實者苦以堅之酸以收之黄芩芍藥之苦酸以堅斂腸胃之氣弱而不足者甘以補之甘草大棗之甘以補固腸胃之弱

黄芩加半夏生薑湯

於黄芩湯方内加半夏半升生薑一兩半餘依黄芩湯服法

黄連湯

黄 苦寒　甘草 炙甘平　乾薑 辛熱

桂枝 去皮辛熱 各三兩　人參 二兩甘平　半夏 半升洗辛溫

大棗十二枚擘甘溫　右七味，以水一斗，煮取六升，去滓，溫服一升，日服夜二服。⑲

成無已曰：上熱者，泄之以苦，黃連之苦以降陽；下寒者，散之以辛，桂、薑、半夏之辛以升陰；脾欲緩，急食甘以緩之，人參、甘草、大棗之甘以益胃。

乾薑黃連黃芩人參湯

乾薑三兩去皮辛熱　黃連三兩去鬚苦寒　黃芩三兩苦寒　人參三兩甘溫　右四味，以水六升，煮取二升，去滓，分溫再服。

成無巳曰：辛以散之，甘以緩之，乾薑人參之甘辛，以補正氣；苦以泄之，黄連黄芩之苦，以通寒格。

黄連阿膠湯

黄連四兩苦寒　黄芩一兩苦寒　芍藥二兩酸平

雞子黄二枚甘温　阿膠三兩甘温

[20]右五味，以水五升，先煑三物，取二升，去滓，内膠烊盡，小冷，内雞子黄，攪令相得，温服七合，日三服。

成無巳曰：陽有餘，以苦除之，黄芩黄連之苦以除熱；陰不足，以甘補之，雞黄阿膠之甘以補血。酸收

也泄也芍藥之酸收陰氣而泄邪熱

白頭翁湯

白頭翁三兩 苦寒　黃連三兩 苦寒　黃柏三兩 苦寒

秦皮三兩 苦寒　右四味以水七升煮取二升去滓

溫服一升不愈更服一升

成無己曰內經曰腎欲堅急食苦以堅之利則下

焦虛是以純苦之劑堅之

竹葉石膏湯

竹葉二把 辛平　石膏一斤 甘寒　半夏半升洗 辛溫

人參三兩甘溫　甘草二兩炙甘平　粳米半升甘微寒
麥門冬一升去心甘平
右七味以水一斗煮取六升去滓內粳米煮米熟湯成去米溫服一升日三服

成無已曰辛甘發散而除熱竹葉石膏甘草之甘辛以發散餘熱甘緩脾而益氣麥門冬人參粳米之甘以補不足辛者散也氣逆者欲其散半夏之辛以散逆氣

白虎湯

知母六兩（苦寒）　石膏一斤碎（甘寒）　甘草二兩（甘平）

粳米六合（甘平）　右四味以水一斗煮米熟湯成去滓溫服一升日三服

成無已曰熱淫所勝佐以苦甘知母石膏之苦甘以散熱熱則傷氣甘以緩之甘草粳米之甘以益氣

白虎加人參湯

即於前方內加人參餘依白虎湯方法

四逆湯

甘草二兩炙　甘平　乾姜一兩半　辛熱　附子一枚生用去皮破八片　辛大熱

右三味。㕮咀。以水三升。煑取一升二合。去滓溫服。再服。強人可附子一枚。乾姜三兩。

成無巳曰。內經曰。寒淫於內。治以甘熱。又曰。寒淫所勝。平以辛熱。甘草乾姜相合。爲甘辛大熱之劑。乃可發散陰陽之氣。

茯苓四逆湯

茯苓六兩　甘平　人參一兩　甘溫　甘草二兩炙　甘平

乾姜一兩半　辛熱　附子一枚生用去皮破八片　辛熱　右五味。

以水五升煑取三升去滓温服七合日三服

成無巳曰四逆湯以補陽加茯苓人参以益陰

四逆加人参湯

即四逆湯加人参

成無巳曰惡寒脉微而利者陽虚陰勝也利止則津液内竭故云亡血金匱王函曰水竭則無血與四逆湯温經助陽加人参生津益血

通脉四逆湯

甘草三兩炙　附子大者一枚生用去皮破八片

乾薑三兩強人可四兩　右三味以水三升煮取一升二合去滓分溫再服

加減法　面色赤者加葱九莖葱味辛以通陽氣腹中痛者去葱加芍藥二兩芍藥之酸通寒利腹中痛爲氣不通也　嘔者加生薑二兩辛以散之嘔爲氣不散也　咽痛者去芍藥加桔梗一兩咽中如結加桔梗則能散之　利止脉不出者去桔梗加人參一兩利止脉不出者亡血也加人參以補之經曰脉微而利亡血也四逆加人參湯主之

脉病皆與方相應者。乃可服之。

四逆加猪膽汁湯

於四逆湯方內。加入猪膽汁半合。餘依前法服。如無猪膽。以羊膽代之。

白通湯

葱白四莖辛溫　乾薑一兩辛熱　附子一枚生用去皮破八片辛熱

右三味。以水三升。煮取一升。去滓。分溫再服。

成無巳曰。內經曰。腎苦燥。急食辛以潤之。葱白之

辛以通陽氣乾薑附子之辛以散陰寒

白通加猪膽汁湯

葱白四莖　乾薑一兩　附子一枚生去皮破八片

人尿五合鹹寒　猪膽汁一合苦寒　已上三味以水三升煮取一升去滓內膽汁人尿和令相得分温再服若無膽亦可用

成無已曰內經曰若調寒熱之逆冷熱必行則熱物冷服下嗌之後冷體既消熱性便發由是病氣隨愈嘔噦皆除情且不違而致大益此和人尿猪

膽汁鹹苦寒物。於白通湯熱劑中。要其氣相從。則可以去格拒之寒也○

附子湯

附子二枚去皮辛熱　茯苓三兩甘平　人參二兩甘温
白朮四兩甘温　芍藥三兩酸平

右五味。以水八升。煑取三升。去滓。温服一升。日三服。辛以散之。附子之辛。以散寒。甘以緩之。茯苓人參白朮之甘。以補陽。酸以收之。芍藥之酸。以扶陰。所以肰者。偏陰偏陽則爲病。火欲寔。水當平之。不欲偏勝也。

芍藥甘草附子湯

芍藥三兩酸微寒　甘草三兩炙甘平　附子一枚炮去皮破八片辛熱

已上三味。以水五升。煑取一升五合。去滓。分溫服。

成無已曰。芍藥之酸。收歛津液而益營。附子之辛。溫固陽氣而補衛。甘草之甘。調和辛酸而安正氣

乾薑附子湯

乾薑一兩辛熱　附子一枚生用去皮破八片辛熱

右㉑三味。

以水三升煑取一升去滓頓服

成無已曰内經曰寒淫所勝平以辛熱虚寒大甚是以辛熱劑勝之也

真武湯

茯苓三兩 甘平　芍藥三兩 酸平　生薑三兩切 辛温

白朮二兩 甘温　附子一枚炮去皮 破八片 辛熱

右五味以水八升煑取三升去滓温服七合日三服

成無已曰脾惡濕甘先入脾茯苓白朮之甘以益脾逐水寒淫所勝平以辛熱濕淫所勝佐以酸平

附子芍藥生薑之酸辛以溫經散濕

加減法 若欬者加五味[22]半升細辛乾姜各一兩氣逆欬者五味之酸以收逆氣水寒相搏則欬細辛乾薑之辛以散水寒 若小便利者去茯苓小便利則無伏水故去茯苓 若下利者去芍藥加乾薑二兩芍藥之酸泄氣乾薑之辛散寒 若嘔者去附子加生薑足前成半斤氣逆則嘔附子補氣生薑散氣千金曰嘔家多服生薑此爲嘔家聖藥

理中湯并丸

通脉者必先補心益血苦先入心當歸之苦以助心血心苦緩急食酸以收之芍藥之酸以收心氣肝苦急急食甘以緩之大棗甘草通草之甘以緩陰血

四逆加吳茱萸生薑湯

即前方加吳茱萸二升生薑半斤切以水六升清酒六升和煮取五升去滓溫分五服一方水酒各四升

成無已曰茱萸辛溫以散久寒生薑辛溫以行陽

氣

桃花湯

赤石脂（一斤一半全用　一半篩末甘溫）　乾姜（一兩　辛熱）

粳米（一升　甘平）　右三味以水七升煑米令熟去滓溫服七合內赤石脂末方寸匕日三服若一服愈餘勿服

成無巳曰濇可去脫赤石脂之濇以固腸胃辛以散之乾薑之辛以散裏寒粳米之甘以補正氣

赤石脂禹餘糧湯

人参甘温　甘草炙甘平　术甘温

乾薑辛熱已上各三兩　右四味，擣篩爲末，蜜和，丸如雞黃大，以沸湯數合和一丸，研碎，温服之，日三服，夜二服。腹中未熱，益至三四丸，然不及湯。湯法，以四物依兩數切，用水八升，煑取三升，去滓，温服一升，日三服。

成無已曰：脾欲緩，急食甘以緩之。用甘補之，人参白朮甘草之甘，以緩脾氣調中。寒淫所勝，平以辛熱，乾姜之辛以温胃散寒

加減法　若臍上築者腎氣動也去朮加桂四兩脾虛腎氣動者臍上築動內經曰甘者令人中滿朮甘壅補桂泄奔豚是相易也　吐多者去朮加生薑三兩嘔家不喜甘故去朮嘔家多服生薑以辛散之　下多者還用朮浮者加茯苓二兩　下多者用朮以去濕悸加茯苓以導氣　渴欲得水者加朮足前成四兩半津液不足則渴朮甘以緩之

腹中痛者加人參足前成四兩半裏虛則痛加人參以補之　寒者加乾姜足前成四兩半寒淫

所勝平以辛熱○腹滿者去朮加附子一枚服湯後○如食頃○飲熱粥一升許○微自溫○勿發揭衣被○冐虛則氣壅○腹滿○甘令人中滿○是太朮也○附子之辛以補陽散壅○

甘草乾薑湯

甘草四兩炙 甘平　乾薑二兩炮 辛熱　右㕮咀，以水三升，煮取一升五合，去滓，分溫再服。

成無已曰○辛甘發散爲陽○甘草乾薑相合○以復陽氣○

烏梅丸

烏梅三百個酸溫　細辛六兩辛熱　乾薑十兩辛熱

黃連一斤苦寒　當歸四兩辛溫　附子六兩炮辛熱

蜀椒四兩去子辛熱　桂枝六兩辛熱　人參六兩甘溫

黃栢六兩苦寒

右十味。異搗篩。合治之。以苦酒漬烏梅一宿。去核。蒸之五升米下。飯熟。搗成泥。和藥令相得。內臼中。與蜜。杵二千下。圓如梧桐子大。先食飲服十圓。日三服。稍加至二十圓。禁生冷滑物臭食等。

成無巳曰肺主氣肺欲收急食酸以收之烏梅之酸以收肺氣脾欲緩急食甘以緩之人參之甘以緩脾氣寒淫於內以辛潤之以苦堅之當歸桂椒細辛之辛以潤內寒寒淫所勝平以辛熱薑附之辛熱以勝寒蚘得甘則動得苦則安黃連黃柏之苦以安蚘

吳茱萸湯

吳茱萸一升洗 辛熱 人參三兩 甘溫 生薑六兩切 辛溫

大棗十二枚 擘 甘溫 右四味以水七升煑取二升去

滓溫服七合日三服。

成無巳曰內經曰寒淫於內治以甘熱佐以苦辛吳茱萸生薑之辛以溫胃人參大棗之甘以緩脾

當歸四逆湯

當歸 三兩辛溫　桂枝 三兩辛熱　芍藥 三兩酸醎

細辛 二兩辛熱　大棗 二十五個　甘草 二兩炙甘草

通草 二兩甘平　右七味以水八升煑取三升去滓溫服一升日三服。

成無巳曰內經曰脉者血之府也諸血者皆屬心

赤石脂一斤碎甘温　禹餘粮一斤碎甘平　已上二味以水六升煑取二升。去滓。三服。

本草云。澁可去脱。石脂之澁以收斂之。重可去怯。餘糧之重以鎮固之。

旋覆代赭石湯

旋覆花三兩鹹温　人参二兩甘温　生薑五兩切辛温

半夏半升洗辛温　代赭石一兩苦寒　大棗十二枚擘甘温

甘草三兩炙甘平　右件七品。以水一斗。煑取六升。去滓。再煎取三升。温服一升。日三服。

成無已曰鞕則氣堅鹹味可以耎之旋覆之鹹以耎痞鞕虛則氣浮重劑可以鎮之代赭石之重以鎮虛逆辛者散也生薑半夏之辛以散虛痞甘者緩也人參大棗甘草大棗之甘以補胃弱

厚朴生薑甘草半夏人參湯

厚朴半斤去皮炙苦溫　生薑半斤切辛溫　半夏半斤洗辛平

人參一兩甘溫　甘草二兩炙甘平　右五味以水一斗煑取三升去滓溫服一升日三服

成無已曰脾欲緩急食甘以緩之用苦泄之厚朴

之苦以泄腹滿人参甘草之甘以益脾胃半夏生薑之辛以散滯氣

芍藥甘草湯

白芍藥四兩酸微寒 甘草四兩炙甘平 右二味㕮咀以水三升煑取一升半去滓分溫再服之

成無巳曰芍藥白補而赤瀉白收而赤散也酸以收之甘以緩之酸甘相合用補陰血

甘草湯

甘草二兩 右一味以水三升煑取一升半去

滓溫服七合。日一服。

桔梗湯

桔梗一兩辛甘微溫　甘草二兩甘平　右二味。以水三升。
煑取一升。去滓溫服再服。

成無巳曰。桔梗辛溫以散寒。甘草味甘平以除熱。
甘梗相合。以調寒熱。

猪膚湯

猪膚一斤甘寒　右一味以水一斗煑取五升去滓
加白蜜一升白粉五合熬香和相得溫二服

成無已曰猪水畜也其氣先入腎少陰客熱是以猪膚解之加白蜜以潤燥除煩白粉以益氣斷利

苦酒湯

半夏（洗破如棗核大十四枚辛溫）雞子（一枚去黃內上苦酒着雞子殼中甘微寒）

右二味內半夏着苦酒中以雞子殼置刀環中安火上令三沸去滓少少含嚥之不差更作三劑服之

成無已曰辛以散之半夏之辛以發音聲甘以緩之雞子之甘以緩咽痛酸以收之苦酒之酸以歛

咽瘡。

半夏散及湯

半夏（洗，辛温）　桂枝（去皮，辛熱）　甘草（炙，甘平。以上各等分）

已上三味。各別搗篩已。合治之。白飲和服方寸匕。日三服。若不能散服者。以水一升。煎七沸。內散一兩方寸匕。更煎三沸。下火。令小冷。少少與之。

成無已曰。內經曰。寒淫所勝。平以辛熱。佐以甘苦。半夏桂枝之辛。以散經寒。甘草之甘。以緩正氣。

燒裩散

右取婦人中裩近隱處。剪燒灰。以水和服方寸匕。日三服。小便即利。陰頭微腫則驗。婦人病取男子裩襠燒灰。

傷寒論後條辨　卷十五

校注

①草：据前方内茯苓药性，此应作『平』。以下同。
②藏若：校本作『故曰』。
③脾：校本作『婢』。
④草：校本作『平』。当从。
⑤則：校本作『表』。
⑥炙：校本作『透』，属上读。
⑦欬者：校本此上有『寒』字。
⑧悸者：校本此上有『心』字。
⑨煑：当作『炙』。
⑩□：底本此字残损，校本作『煮』。
⑪□：底本此字残损，校本作『温』。
⑫□：底本此字模糊，校本作『成』。
⑬更服：赵开美本《伤寒论》此上有『如不下』三字。
⑭利：赵开美本《伤寒论》作『吐』。
⑮寒：当作『温』。
⑯釀：疑当作『穰』。

⑰黄檗：校本此下有小字「三两，苦，寒」。
⑱滓：校本作「渣」。
⑲服：赵开美本《伤寒论》作「三服」。
⑳洋：用同「烊」。
㉑三：校本作「二」。当从。
㉒五味：赵开美本《伤寒论》作「五味子」。当从。

附傷寒論原本編次

漢張機仲景著

辯脉法第一

自首條至末條 次第俱同

平脉法第二

一 三八 二 三九 三 四十 四 四一 五 四四 四二廾四三 六 四四 七 四五 八 四六 九 四七

十 四八 十一 五十 十二 五八 十三 六二 十四 四九 十五 五一 十六 五二

十七 五三 十八 五四 十九 五五 二十 五六 二一 五七 二二 六三 二三

六四 二四 六五 二五 六六 二六 六七 二七 六八 二八 六九 二九 七十 三

十一 七一 三一 七二 三二 七三 三三 七四 三四 七五 三五 七六 三六 七七
三七 七八 三八 七九 三九 八十 四十 八一 四一 八二 四二 八三 四三
五九 四四 六十 四五 六一

傷寒例第三

自首條至末條 具載傷寒例貶僞條

辯痓濕暍脈證第四

一 八四 二 八六 三 又八五 四 又八六 五 又八五 六 八七 七 又八七 八 八八 九 又八八 十 八九
十一 九十 十二 又八九 十三 又九十 十四 又九一 十五 九一

辯太陽病脈證并治上第五

【一】九十二【二】又九三【三】九四【四】又九九四○九十五【五】又九五前【六】又九五後

【七】又九二【八】九十六【九】又九八【十】又二百二二【十一】九十二【十二】九九

【十三】百三【十四】二百五二【十五】百五八【十六】又九六【十七】又九九【十八】

百一【十九】百六三【二十】百【二十一】百五十【二十二】百六四【二十三】二百三

【二十四】二百二二【二十五】二百二【二十六】二百六【二十七】二百一【二十八】二百五

【二十九】二百二十【三十】二百二一

辯太陽脉證并治中第六

【一】二百五三【二】二百四九【三】二百五十【四】百六一【五】百十三【六】三百五【七】三百

三三【八】百九六【九】二百十四【十】二百十二【十一】二百十三【十二】百四【十三】百六

二 十四 百八 十五 百九 十六 百九八 十七 百九九 十八 二百四六 十
九 百十五 二十 百十四 二一 又百二三 二二 百七 二三 百六 二四 二百
二五 二百四 二六 百十 二七 又九七 二八 百三二 二九 百九二 三
十 百九三 三一 百五二 三二 百二四 三三 百五三 三四 百五五 三
五 百五六 三六 百九四 三七 百五一 三八 二百二六 三九 二百二三 四
十 百二七 四一 百二八 四二 二百十五 四三 百二六 四四 百五四 四
五 百三十 四六 百二 四七 三百二五中 四八 二百二五後 四九 二百二五
前 五十 百九十 五一 百八七 五二 百八九 五三 百九一 五四 百四
九 五五 百十八 五六 百十九 五七 百二十 五八 百二一 五九 百二

二

六十　百二三

六一　百十六

六二　九十七

六三　百十二

六四　百三九

六五　百四六

六六　百四七

六七　百五

六八　三百二一

六九　三百五一

七十　三百三四

七一　三百二五

七二　二百二三

七三　三百三二

七四　三百二二

七五　三百二四

七六　三百四四

七七　三百三一

七八　三百三十

七九　二百九四

八十　百三三

八一　百八六

八二　二百二八

八三　二百二九

八四　二百十九

八五　二百十八

八六　二百十六

八七　百九七

八八　百四十

八九　百四一

九十　百四二

九一　百四三

九二　九十八

九三　百四五

九四　二百十七

九五　百四四

九六　百三八

九七　二百二四

九八　百十七

九九　三百二六

一百　百三四

百一　百三五

百二　百三六

百三　百二九

辨太陽脈證并治下第七

一 百七七
二 又百七八
三 百六八
四 百七一
五 百七四百七五
六 百六九
七 百七二
八 百七三
九 百七十
十 百七六
十一 百六七
十二 百六五并六六
十三 百三一
十四 三百三七
十五 三百四八
十六 三百四九
十七 三百五十
十八 三百二七
十九 三百二八
二十 三百二九
二一 百八二
二二 三百四十
二三 百八一前
二四 百四八
二五 百七九
二六 百八一中
二七 百八一後
二八 百八三
二九 百五七
三十 百八十
三一 百六十
三二 百九五
三三 百八五
三四 百二五
三五 百五九
三六 百十一
三七 百八四
三八 百三七
三九 百七八前
四十 二百七并八
四一 二百十
四二 二百

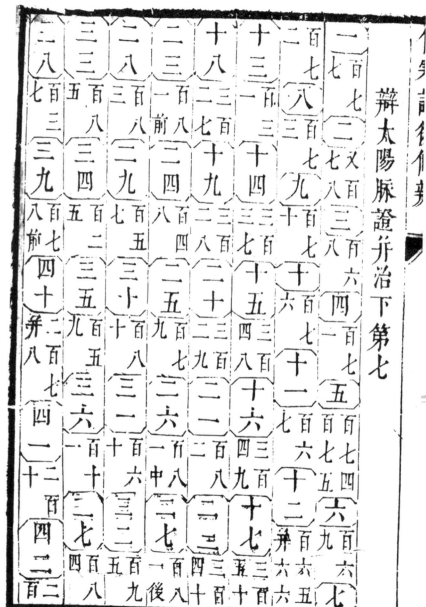

十一〔四三〕三百三九〔四四〕三百四六〔四五〕二百二七〔四六〕二百三十前〔四七〕二百三十後〔四八〕二百三一〔四九〕二百九〔五十〕三百四五〔五一〕見炙甘草湯方

辨陽明脉證并治第八

〔一〕二百三八〔二〕二百三六〔三〕二百四三〔四〕二百四十〔五〕二百四一〔六〕二百四二〔七〕二百四四〔八〕二百四五〔九〕二百三七〔十〕二百三九前〔十一〕二百三九後〔十二〕二百五五〔十三〕二百九八〔十四〕三百一〔十五〕三百九〔十六〕三百十九〔十七〕三百二〔十八〕三百〔十九〕三百三〔二十〕三百四〔二一〕三百八〔二二〕三百十一〔二三〕三百十二〔二四〕二百九九〔二五〕三百十四〔二六〕二百七十〔二七〕二百六四〔二八〕二百六三〔二九〕二百六五〔三十〕二百六九〔三一〕二百七三〔三二〕二百七五〔三

三
二百八一
三四
二百八二
三五
二百八三
三六
二百八七
三七
二百八四
三

八
二百七四
三九
二百八十
四十
三百十六
四一
二百八六
四二
二百八五
四

三
二百六十
四四
二百九二
四五
二百五六前
四六
二百五六後
四七
二百

五七
四八
三百六前
四九
三百六後
五十
三百七
五一
三百十三
五二
二百

六一
五三
二百六二
五四
二百五八
五五
二百七一
五六
二百四七
五七
三百

四八
五八
三百十
五九
三百十五
六十
二百七六
六一
二百七七
六二
二百

十八
六三
二百七八
六四
二百七九
六五
三百五
六六
二百五四
六七
二百

九五
六八
二百九六
六九
二百九七
七十
二百六六
七一
二百六七
七二
二百

六八
七三
二百七二
七四
二百九一
七五
二百八八
七六
二百八九
七七
二百

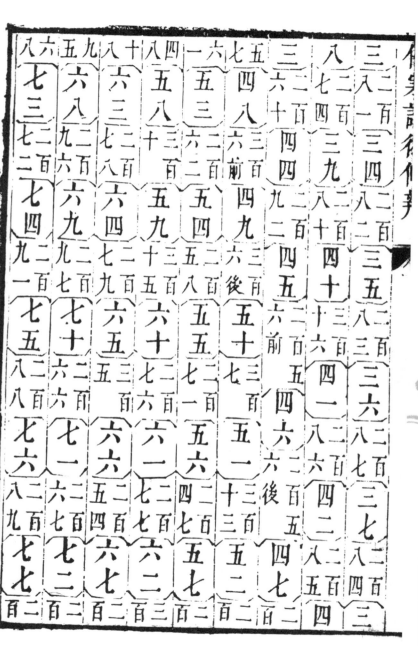

九十〈七八〉二百九三〈七九〉三百十七前〈八十〉三百十七後〈八一〉二百三二〈八二〉二百三四〈八三〉二百三五〈八四〉二百三三

辨少陽病脉證幷治第九

〈一〉三百二十〈二〉三百三八〈三〉三百三六〈四〉三百三五前〈五〉三百三五後〈六〉二百五九〈七〉三百四三〈八〉三百四一〈九〉三百四二〈十〉三百四七

辨太陰病脉證幷治第十

〈一〉三百五二〈二〉三百五九〈三〉三百六十〈四〉三百五四〈五〉三百五三〈六〉三百五八〈七〉三百五五〈八〉三百五六〈九〉三百五七

辨少陰病脉證幷治第十一

傷寒論後編新

一 三百六一
二 三百七四
三 三百六五
四 三百六六
五 三百六四
六 三百六九
七 三百八九
八 三百八七
九 三百八八
十 四百四
十一 四百五
十二 三百九十
十三 三百六七
十四 三百六八
十五 三百九一
十六 三百九二
十七 三百九四
十八 三百九三
十九 三百九五
二十 三百九六
二一 三百六二
二二 三百六三
二三 四百一
二四 三百七一
二五 三百八六
二六 三百七八
二七 三百七九
二八 三百八十
二九 三百七三
三十 三百八一
三一 三百八二
三二 三百八三後
三三 三百八三前
三四 三百七五
三五 三百七末
三六 三百八五
三七 三百七七
三八 四百三
三九 四百二
四十 三百九八
四一 三百九九
四二 四百
四三 三百七十
四四 三百八四
四五 三百七二

辨厥陰病脉證并治第十二

一 四百六 二 四百五八 三 四百七 四 四百五五 五 四百九 六 四百十四 七 四百二十 八 四百十三 九 四百十五 四百十六 十 四百十 十一 四百十八 十二 四百八 十三 四百廿一 十四 四百十七 十五 四百三一 十六 四百十九前 十七 四百十九後 十八 四百二十 十九 又四百二十 二十 四百二一 二一 四百二二 二二 四百三十 二三 又四百二一 二四 四百二五 二五 四百二六 二六 四百三二前 二七 四百三二後 二八 四百二四 二九 四百二三 三十 四百二七 三一 四百二八 三二 四百二九 三三 四百三四 三四 四百三三 三五 四百四十 三六 四百四二 三七 四百三七 三八 三百九七 三九 四百四三 四十 四百四五 四一

傷寒論後條辨

四百四四 四二 四百三五 四三 四百四一 四四 四百三八 四五 四百三九 四六
四百三六 四七 四百四七 四八 四百四六 四九 四百四八 五十 四百四九 五一
四百五十 五二 四百五四 五三 四百五二 五四 四百五三 五五 四百五一 五六
四百五六 五七 四百五七

辨霍亂病脉證并治第十三

一 四百六十 二 四百六一 三 四百六二 四 四百六三 五 四百六五 六 四百六四 七 四百
六六 八 四百六七 九 四百六八 十 四百六九 十一 四百七十

辨陰陽易差後勞復病證并治第十四

首尾計七條 次第俱同

辨不可發汗病脉證并治第十五

一四百七八　二四百七九　三四百八三　四四百八四　五四百八五　六四百八六　七四百八七　八四百八一　九四百八十　十四百八八　十一四百八二　十二四百九十　十三四五八九　十四四百九一

辨可發汗病脉證并治第十六

十五四百九二　十六四百九三　十七四百九四　十八四百九五　十九四百九六　二十四百九七

辨發汗後病脉證并治第十七

二一四百九八

二二 四百九九

辨不可吐第十八

二三 五百
二四 五百一
二五 五百二
二六 五百三
二七 五百四

辨可吐病脉證并治第十九

二八 五百五
二九 五百十五
三十 五百十六
三一 五百十七
三二 五百十八
三三 五百十九
三四 五百二十
三五 五百二一
三六 五百六
三七 五百十二
三八 五百七
三九 五百八
四十 五百九
四一 五百十三
四二 五百十四
四三 五百二三後
四四 五百二三前
四五 五百二四
四六 五百二五
四七

辨不可下病脉證并治第二十

五百二六（四八）五百十（四九）五百十一（五十）五百二七

辨可下病脉證并治第二十一

（五一）五百二八（五二）五百二九（五三）五百三十（五四）五百三一（五五）五百三二

（五六）五百三三（五七）五百三四（五八）五百三五（五九）五百三六（六十）五百三七

（六一）五百三八

張仲景本論編次　終

傷寒論後條辨

附傷寒論條辨編次

歙方有執中行甫條辨

辨太陽病脈證并治上篇第一 凡六十六條

一 九十二
二 又九三
三 九九
四 又九九
五 一百
六 百一
七 百二
八 又九二
九 九十六
十 又九八
十一 九十八
十二 百四五
十三 百三
十四 百五
十五 二百二二
十六 百四
十七 百八
十八 百九
十九 又二百二二
二十 百二六
二一 百三三
二二 百三四
二三 百三五
二四 百二七
二五 百四九
二六 百五十
二七 二百三一
二八 二百十七
二九 百四十
三十 二百十九
三一 百三八
三二 二百二四
三三 百二九
三四 百四八
三五 百五

傷寒論後條辨

九（三六）百六一（三七）百五八（三八）百六四（三九）百六三（四十）百六二（四一）百七九（四二）百六五并六（四三）百六九（四四）百七十（四五）百六八（四六）百七一（四七）百七四（四八）百七五（四九）百四六（五十）百三二（五一）百四七（五二）又九六（五三）三百三一（五四）三百二六（五五）二百五二（五六）二百五十（五七）三百三七（五八）三百三九（五九）三百四十（六十）三百二一（六一）三百二二（六二）三百三四（六三）三百二四（六四）三百四八（六五）三百四九（六六）三百五十

辨太陽病脉證并治中篇第二 凡五十七條 方三十二

（一）九十四（二）百十三（三）又九四（四）九十五（五）又百二三前（六）又百二三後

七 百十五 八 百十 九 百二八 十 二百十五 十一 百五七 十二 百五一 十
三 二百二三 十四 百五二 十五 百二四 十六 百三十 十七 百五三 十
八 百五五 十九 百五六 二十 百八十 二十一 百六十 二十二 百十一 二
三 百十二 二十四 百八五 二十五 百八六 二十六 百二五 二十七 百八七 二
八 百八九 二十九 百九十 三十 二百二五前 三十一 二百二五中 二百二五後 三
二 百九一 三十三 百九二 三十四 百九三 三十五 百九四 三十六 百九五 三
七 百四四 三十八 三百四四 三十九 三百四五 四十 二百三十 四十一 二百五三 四
二 二百五一 四十三 二百四九 四十四 二百四六 四十五 百二七 四十六 百六七 四
七 百三七 四十八 三百四六 四十九 三百二七 五十 三百二三 五十一 三百三二 五

二 三百二八
五三 三百三三
五四 三百三十
五五 百八二
五六 百八三
五七 三百五十

辨太陽病脉證并治下篇第三 凡三十八條

一 百九六
二 二百十四〇小青龍湯作大青龍湯
三 百九八
四 百九九
五 二百
六 百十四
七 二百三
八 二百一
九 二百二
十 二百六
十一 二百五
十二 二百四
十三 二百九四
十四 二百十一
十五 二百十六
十六 二百十六
十七 二百十七
十八 百四三
十九 二百二十二百二一
二十 二百二八
二一 二百二九
二二 百八一前
二三 百八一中
二四 百八一後
二五 百七八
二六 又百七八
二七 百七七
二八 二百十二
二九 二百十三
三十 百六七
三一 百八四

三二 二百二六
三三 二百七并八
三四 三百二九
三五 二百二七
三六 百三六
三七 三百二五
三八 二百九四

辨陽明病脉證并治第四

一 二百三六
二 二百三八
三 二百四十
四 二百四三
五 二百四一
六 三百四二
七 二百四五
八 三百三九後
九 二百四四
十 二百三七
十一 三百十九
十二 二百四七
十三 二百四八
十四 二百九百
十五 二百九
十六 二百六六
十七 二百七十
十八 二百七一
十九 二百七三
二十 二百七五
二一 二百七六
二二 二百七四
二三 二百八一
二四 二百八二
二五 二百八三
二六 二百八八
二七 二百八九
二八 二百九十
二九 二百六七
三十 二百六八
三一 二百八四
三二 二百八七
三

傷寒論後條辨

三 二百八六 三四 二百七二 三五 二百六三 三六 二百六九 三七 二百九一 三
八 二百六四 三九 三百五 四十 二百八十 四一 二百三九 四二 三百五五 四
三 二百五六 四四 二百五七 四五 二百九九 四六 二百五四 四七 二百五八 四
八 三百 四九 三百一 五十 三百九 五一 三百二 五二 二百八五 五三
三百六 五四 三百八 五五 三百三 五六 三百四 五七 三百十三 五六
三百十四 五九 三百七 六十 二百九六 六一 二百九七 六二 三百十 六三
二百六五 六四 三百十一 六五 三百十二 六六 三百十六 六七 三百十五 六八
三百十七 六九 二百六一 七十 二百六二 七一 二百九二 七二 二百九三 七三
二百六十 七四 二百三二 七五 二百三三 七六 二百三四 七七 二百三五

辨少陽病脉證并治第五 凡九條

(一)三百二十 (二)三百三八 (三)三百三六 (四)三百三五 (五)二百五九 (六)三百四一 (七)三百四二 (八)三百四七 (九)三百四三

辨太陰病脉證并治第六 凡九條

(一)三百五二 (二)三百五九 (三)三百五四 (四)三百五三 (五)三百五八 (六)三百五五 (七)二百五六 (八)三百五七 (九)三百六十

辨少陰病脉證并治第七 凡四十六條

(一)三百六一 (二)三百六二 (三)三百七一 (四)三百七四 (五)三百六五 (六)三百六四 (七)三百六九 (八)三百六六 (九)三百八七 (十)三百八八 (十一)三百八九 (十二)四百四 (十三)

傷寒論後條辨

四百五 十四 三百六七 十五 三百六八 十六 三百九十 十七 三百九一 十八

三百九二 十九 三百九四 二十 三百九三 二一 三百九五 二二 三百九六 二三

三百六三 二四 四百一 二五 三百八六 二六 三百七九 二七 三百七八 二八

三百八十 二九 三百七三 三十 三百八一 三一 三百八二 三二 三百八三前 三

三 三百八三後 三四 三百七五 三五 三百七六 三六 三百八五 三七 三百七七

三八 三百九七 三九 四百三 四十 四百二 四一 三百九八 四二 三百九九

四三 四百 四四 三百七十 四五 三百八四 四六 三百七二

辨厥陰病脉證并治第八 凡五十四條

一 四百八 二 四百五八 三 四百五九 四 四百七 五 四百九 六 四百十三 七 四百

十二
八　四百十四
九　四百十五四百十六
十　四百十
十一　四百十八
十二　四百八
十三　四百十一
十四　四百十七
十五　四百十九前
十六　四百十九後
十七　四百二十
十八　四百又二十
十九　四百三一
二十　四百又二一
二一　四百二二
二二　四百三一
二三　四百三十
二四　四百二五
二五　四百二六
二六　四百三二
二七　四百二四
二八　四百二三
二九　四百二八
三十　四百二九
三一　四百三三
三二　四百三六
三三　四百四五
三四　四百四六
三五　四百四九
三六　四百五十
三七　四百三九
三八　四百四十
三九　四百四一
四十　四百四二
四一　四百三五
四二　四百三七
四三　四百三八
四四　四百四三
四五　四百四四
四六　四百四七
四七　四百四八
四八　四百五三
四九　四百五一
五十　四百五二
五一　四百五四

五二 四百三四
五三 四百五六
五四 四百五七

辨溫病風溫雜病脉證并治第九 凡二十條

一 又九一
二 百九七
三 百四一
四 百三七
五 百十六
六 四百二七
七 又八六
八 百三九
九 百三一
十 百六
十一 百七
十二 百十七
十三 百四二
十四 三百十八
十五 百五四
十六 二百七七
十七 二百七九
十八 二百七八
十九 又九四
二十 又九五

辨霍亂脉治第十 凡九條

一 四百六十
二 四百六一
三 四百六二 四百六三
四 四百六四 四百六六
五 四百六七
六 四百六八
七 四百六九
八 四百六五
九 四百七十

辨陰陽易差後勞復脈證并治第六　凡七條

一　四百七一
二　四百七二
三　四百七三
四　四百七四
五　四百七五
六　四百七六
七　四百七七

辨痙濕暍病證第十二　凡十六條

一　八四
二　又八五
三　又八六
四　八六
五　八六
六　八五
七　又八七
八　九十
九　八八
十　八七
十一　又八九
十二　八九
十三　又八八
十四　又九十
十五　又九一
十六　九一

辨不可

傷寒論後條辨

附傷寒論尚論篇編次

西昌喻昌嘉言甫著　十

太陽經上篇

凡風傷衛之證列于此篇法五十三條

（一）九十二　（二）又九二　（三）九十六　（四）又九八　（五）九十八　（六）又九三　（七）九九

（八）又九九　（九）百　（十）百一　（十一）百二　（十二）百三　（十三）百四　（十四）百五

百六　（十六）百七　（十七）二百二二　（十八）又二二二百　（十九）百二六　（二十）百二

七　（二一）百四九　（二二）百五十　（二三）二百十八　（二四）二百十九　（二五）百四

十　（二六）百四二　（二七）百四五　（二八）百三八　（二九）二百二四　（三十）百八

（三一）百九　（三二）百五八　（三三）百五九　（三四）百六一　（三五）百六四　（三

〔六〕百六二〔三七〕百六五〔三八〕百三三〔三九〕百三四〔四十〕百三五〔四

〔三〕百二九〔四二前〕百三二〔四二後〕又九七〔四三〕百四六〔四四〕百四

七〔四五〕百四八〔四六〕百六七〔四七〕百六八〔四八〕百六九〔四九〕百七

十〔五十〕百七一〔五一〕百七四〔五二〕百七五〔五三〕百七九

太陽經中篇凡寒傷營之證列於此篇法五十八條

〔一〕九十四〔二〕百十三〔三〕又九四九五〔四〕三百四四〔五〕百四四〔六〕百四三〔七〕

又百二三〔八〕百十〔九〕百二八〔十〕二百十五〔十一〕百十四〔十二〕百十五〔十三〕

百十八〔十四〕百十九〔十五〕百二十〔十六〕百二〔十七〕百二二〔十八〕

百二三〔十九〕百五一〇二百二三〔二十〕百五二〔二一〕百二四百三十〔二二〕百二

五
〔二三〕百五三
〔二四〕百五四
〔二五〕百五五
〔二六〕百五六
〔二七〕百五七
〔二八〕百八十
〔二九〕百十一
〔三十〕百八十一
〔三一〕百八二
〔三二〕百八三
〔三三〕百六十
〔三四〕百八四
〔三五〕百八五
〔三六〕百七八○又百七八
〔三七〕百七七
〔三八〕百七二
〔三九〕百七六
〔四十〕百七三
〔四一〕三百二七
〔四二〕百八六
〔四三〕三百四五
〔四四〕百十二
〔四五〕百八七
〔四六〕百八九
〔四七〕百九十○二百二五○百九一
〔四八〕百九二
〔四九〕百九三
〔五十〕百九四
〔五一〕百九五
〔五二〕百三六
〔五三〕二百三十
〔五四〕二百三一
〔五五〕二百三二
〔五六〕二百三三
〔五七〕二百三四
〔五八〕三百三五

太陽經下篇

法二十四條

凡風寒兩傷營衛之證列於此篇

傷寒論衍偽考

（一）二百九六（二）二百十四小青龍湯作大青龍湯（三）二百九八（四）二百九九（五）二百（六）二百三（七）二百一（八）二百二（九）二百四（十）二百五（十一）二百十六（十二）二百十七（十三）二百二十（又）二百二一（十四）二百二六（十五）二百二七（十六）二百二八（十七）二百二九（十八）二百十二（十九）二百十三（二十）二百六（二一）二百九（二二）二百十一（二三）二百十（二四）二百七併八

陽明經上篇　凡外邪初入陽明地界未離太陽淨盡者謂之太陽陽明列於此篇

（一）二百四七（二）二百四八（三）二百九八（四）二百九五（五）二百四十（六）二百四三（七）二百四一（八）二百四二（九）二百四四（十）二百六八（十一）二百六七（十二）二百六三（十三）二百六四（十四）三百五（十五）二百五五（十六）二百五六（十七）二百五七（十八）

二百五四 十九 二百九九 二十 二百五八 二十一 三百 二十二 三百一 二十三 三百
九 二十四 三百二 二十五 三百六 二十六 三百八 二十七 三百三 二十八 二百
四 二十九 三百十三 三十 三百十四 三十一 三百七 三十二 三百十 三十三 二百
六五 三十四 三百十一 三十五 三百十二 三十六 三百十六 三十七 三百十五 三十八 三百
十七 三十九 三百十八

陽明經中篇

凡外邪已離太陽未接少陽謂之正陽陽明列於此篇

一 二百三六 二 二百三七 三 二百四五 四 二百三九後 五 二百六六 六 二百七十 七
二百七一 八 二百七三 九 二百七七 十 二百七八 十一 二百七九 十二 三百七五 十
三 二百七六 十四 二百七二 十五 二百六九 十六 二百七四 十七 二百八一 十

陽明經下篇 凡外邪已趨少陽未離陽明謂之少陽陽明列於此篇

少陽經全篇

七三百四七　八三百四三　九三百二三　十三百二二　十一三百二八　十二三百三四
十三三百二四　十四二百八　十五九十七　十六三百二九　十七又九七
十八三百四八　十九三百四九　二十三百五十　二十一三百五一

重編合病併病壞病痰病附三陽經後其過經不解附三陰經後

一二百五二　二二百五三　三二百五十　四二百四九　五二百五一　六三百四六　七二百九三　八二百五九　九二百以上六十合病
一二百四六　二二百九二　三三百三七　四二百三九　五三百以上四十併病
一又九六　二三百以上三五壞病

〔一〕百三七〔二〕百十六〔三〕四百以上二七痰病

太陰經全篇　法九條

〔一〕三百五二〔二〕三百五九〔三〕三百五四〔四〕三百五三〔五〕三百五八〔六〕三百五五〔七〕三百五六〔八〕三百五七〔九〕三百六十

少陰經前篇

〔一〕三百六二〔二〕三百七一〔三〕三百六三〔四〕三百七四〔五〕三百六五〔六〕三百六九〔七〕三百八七〔八〕三百八八〔九〕三百八九〔十〕三百八六〔十一〕三百七三〔十二〕三百七五〔十三〕三百七六〔十四〕三百八五〔十五〕三百七七〔十六〕三百七十〔十七〕三百八四〔十八〕三百七二〔十九〕三百九十〔二十〕三百九一〔二一〕三百九二〔二二〕三百九四〔二三〕

三百九三（二四）三百九五（二五）三百九六

少陰經後篇

（一）三百六一（二）三百六四（三）三百六六（四）四百四（五）四百五（六）三百六七（七）三百六八（八）四百一（九）三百七九（十）三百七八　三百八十（十一）三百八一（十二）三百八二（十三）三百八三（十四）四百三（十五）四百二（十六）三百九八（十七）三百九九（十八）四百（十九）三百九七

厥陰經全篇　法五十五

（一）四百六（二）四百五八（三）四百五九（四）四百七（五）四百九　四百八（六）四百十三（七）四百十二（八）四百十五　四百十四　四百十六（九）四百十（十）四百十八（十一）四百十一（十）

傷寒論後條辨

二四百十七　十三四百十九　十四四百二十　十五又四百二十　十六四百二一
十七又四百二一　十八四百二二　十九四百三一　二十四百三十　二一四百
三二　二二四百二四　二三四百二三　二四四百二五　二五四百二六　二六四百
二七　二七四百二八　二八四百二九　二九四百三三　三十四百三四　三一四百
三五　三二四百三六　三三四百三七　三四四百三八　三五四百四六　三六四百
四五　三七四百三九　三八四百四一四百四十四百四一四百四二　三九四百四三　四十四百
四四　四一四百四七　四二四百四八　四三四百四九　四四四百五十　四五四百
五一　四六四百五二　四七四百五三四百五四

過經不解法四條

一 三百三一　二 三百二六　三 三百三十　四 二百九四

差後勞復陰陽易病 附三陰經後

一 四百七二　二 四百七三　三 四百七四　四 四百七五　五 四百七六　六 四百七七

一 四百七一

傷寒論後條辨

图书在版编目（CIP）数据

中医古籍珍本集成．伤寒金匮卷．伤寒论后条辨 /周仲瑛，于文明主编．-- 长沙 ：湖南科学技术出版社，2014.12

ISBN 978-7-5357-8578-7

Ⅰ．①中… Ⅱ．①周… ②于… Ⅲ．①中国医药学－古籍－汇编②《伤寒论》－研究－中国－清代 Ⅳ．①R2-52

中国版本图书馆 CIP 数据核字(2014)第 310117 号

中医古籍珍本集成【伤寒金匮卷】

伤寒论后条辨

总 策 划：王国强

总 主 编：周仲瑛　于文明

责任编辑：黄一九　王　李

出版发行：湖南科学技术出版社

社　　址：长沙市湘雅路 276 号

http://www.hnstp.com

湖南科学技术出版社天猫旗舰店网址：

http://hnkjcbs.tmall.com

印　　刷：长沙超峰印刷有限公司

（印装质量问题请直接与本厂联系）

厂　　址：宁乡县金洲新区泉洲北路 100 号

邮　　编：410600

出版日期：2014 年 12 月第 1 版第 1 次

开　　本：880mm×1230mm　1/32

印　　张：43.25

书　　号：ISBN 978-7-5357-8578-7

定　　价：260.00 元（全二册）